コンパクト
公衆衛生学

〔第7版〕

松浦賢長・小林廉毅・苅田香苗 編

朝倉書店

■ 編　集　者

福岡県立大学看護学部・教授　　　松　浦　賢　長

東京大学・名誉教授　　　小　林　廉　毅

杏林大学医学部衛生学公衆衛生学教室・教授　　　苅　田　香　苗

■ 執　筆　者

福岡県立大学看護学部・教授　　　松　浦　賢　長

東京大学・名誉教授　　　小　林　廉　毅

東京医療保健大学立川看護学部看護学科・准教授　　　高　木　晴　良

国士舘大学体育学部スポーツ医科学科・教授　　　伊　藤　　挙

杏林大学医学部衛生学公衆衛生学教室・教授　　　苅　田　香　苗

清泉女子大学人文科学研究所・教授　　　篠　原　厚　子

石川県立看護大学看護部健康科学講座・教授　　　今　井　秀　樹

聖路加国際大学大学院看護学研究科看護情報学分野・教授　　　中　山　和　弘

杏林大学医学部衛生学公衆衛生学教室・准教授　　　吉　田　正　雄

福岡教育大学教育学部保健体育ユニット・准教授　　　樋　口　善　之

東京大学大学院医学系研究科・特任教授　　　川　上　憲　人

淑徳大学看護栄養学部看護学科・教授　　　渡　邉　多恵子

石川県立看護大学看護学部地域在宅精神看護学講座在宅看護学・講師　　　日　髙　未希恵

蓮田よつば病院・理事長　　　窪　山　　泉

順天堂大学医療看護学部公衆衛生看護学分野・准教授　　　岡　本　美代子

東北福祉大学健康科学部医療経営管理学科・教授　　　渡　部　芳　彦

（執筆順）

第 7 版の序

『コンパクト公衆衛生学』の初版は 1994 年に刊行された．それ以降，約 5 年ごとに改訂が行われ，今回この第 7 版が世に出ることとなった．初版から受け継がれるコンセプトは「わかりやすくコンパクトに公衆衛生学を学ぶことのできる教科書を作る」というものであり，この第 7 版においてもそれは継承されている．さらに第 7 版からは，図・表などの視認性を高めるため 4 色刷とした．

前回の改訂（2018 年）から今回の改訂（2022 年）までの期間は公衆衛生学にとって"特別"な期間となった．コロナ禍である．これまでになく公衆衛生（学）が国民のみならず世界中の人々の注目を集めている．わが国では総理大臣が幾度も国民を相手に公衆衛生政策・施策の変更を説明した．一般市民は，自国や他国の公衆衛生政策や施策の展開を見聞きし，自ら行動をとっている．

今回の第 7 版は，これまでに改正された政策（法律）や変更された施策を受け，内容を大幅にアップデートした．章立て等の基本的骨格は第 6 版を踏襲しているが，このコロナ禍において政策・施策は目まぐるしく変更されており，この教科書で学ぶ方々におかれては，必要に応じて最新の国の政策・施策をチェックするようにしていただきたい．

本書は，保健医療福祉関連の専門職種（看護師，薬剤師，臨床検査技師，診療放射線技師，理学療法士，作業療法士，保健師，柔道整復師など）を養成する学校・学科のみならず，生活科学，人間科学，教育学，福祉学をはじめ人文系や社会学系を含む広い学部で教科書として採用されており，執筆者の背景も多様なものとなっている．

これから公衆衛生学を学び，社会に貢献することになる学生の皆様には，今後とも人々の幸福のために探究される公衆衛生学の"生きた"側面を各自の暮らしの中で認識していただき，コロナ禍の先の世界を描き，担っていただきたいと考えている．

本書は初版より 30 年を迎えることになる．この長きにわたって教科書を発行できるのも，これまでこの『コンパクト公衆衛生学』を手に取っていただいた皆様のおかげである．編者らは感謝と喜びとそしてますますの責任を感じている．より良いコンパクトな教科書に向けて，本書の構成や内容に関するコメント等お寄せいただければ幸いである．

最後に初版以来，イラスト作成にご協力いただいている渡邊弘美氏に厚くお礼申し上げる．

2022 年初秋

編 者 ら

目　　次

第 I 部
公衆衛生学の基盤

　健康を考える場合，とくに個々人の健康に着目し，それを向上させようとする時代が長く続いてきたが，近年，"人々"という集団の健康（度・格差）に注目することがより重要であり，結果として集団の構成員である個々人の健康を向上しうることが明らかになってきている．人間は社会的動物であるといわれるとおり，"人々"は世界各地で寄り添い，助け合って暮らしてきた．公衆衛生学はまさにこの"人々"の健康実現を追求する学問であり，"人々"とともにある学問である．

　公共の福祉（well-being）を目指す公衆衛生学は，政府・地方政府の保健医療政策と密接に関連している．人々は，自分たちが住む地域の保健医療政策について，どのような考えを持っているのだろうか．それ以前に，保健医療政策について興味・関心を抱いているのだろうか．すべての人々の健康を実現するためには，健康における公正とはいかなるものか，またそれを実現するためにはどのような政策がとられるべきかという絶えざる問いかけが，専門家にも，"人々"にも必要となる．

　平和，教育，食糧，収入，安定した生態系，持続可能な資源等は，健康の前提条件とされている．これらの前提条件が，地域で，あるいは世界で偏りなく享受されているのだろうか．国際紛争や内戦は，未だに世界のトップニュースをかざっている．教育は，南北国家間では歴然とした差が存在し，また，性における格差も大きい．大自然の恵みを受けて生活してきた国の多くは，世界市場の拡大によって，国際分業体制に組み込まれ，それらの恵みを急速に使い果たしつつあり，場合によっては，国境を越えて環境汚染を"輸出"しつつある．

　人口は，地域や国に暮らす人々の健康に，直接的にも間接的にも大きな影響を及ぼす．人口増加が問題となっている国がある一方で，わが国のように人口減少が問題となっている国も多い．また，人口減少が問題となっていても，人口集中の都市問題が生じ，公衆衛生の課題を新たに生み出している国もある．

　感染症は，長らく人類の脅威となってきた．先進国では，生活習慣病に隠れた時代もあったが，いまだに感染症は人間にとって第一級の脅威となっていることがわかる．途方もない数の感染者数と死者数をもたらした新型コロナウイルス感染症の世界的流行は，人々の日常生活を大きく変容させた．各国の政府はその公衆衛生施策を臨機応変に舵取りしながら，難しい局面を乗り切ることに資源を集中した．このような未知の感染症に加え，マラリアや結核といった従来から人類の驚異となっている感染症は，いまだ世界各地を襲い続けている．

　公衆衛生学の課題には，古くて新しいものが多い．また，他国での課題が，わが国の課題を考える上で参考になることも多い．時間を越え，地域・国，そして文化を越えた大きな視点で，それらの課題に取り組む必要がある．

（松浦賢長）

1. 公衆衛生の課題

A　近代の公衆衛生の歴史

　　近代の公衆衛生は産業革命期の終わり頃，19世紀の英国で労働者の健康を守るために誕生したといわれる．当時の英国の社会運動家エドウィン・チャドウィック（Edwin Chadwick）は，疾病の原因は貧困であり，疾病は生活環境の改善によって予防できるという信念から社会改革を進め，労働者の生活改善をはかるとともに，世界で初めて，英国全土を対象にした公衆衛生の体制づくりを推進した．ちょうど，ロンドンでたびたび流行していたコレラの原因が特定の水道（ポンプ）にあることを，ジョン・スノウ（John Snow）が疫学的方法論で明らかにした頃でもあった．また，18世紀末にエドワード・ジェンナー（Edward Jenner）により考案された種痘（天然痘の予防接種）がヨーロッパに普及したのも19世紀であった．そして，19世紀以降，公衆衛生は欧米を中心に実践活動としてだけでなく，実践を支える学術分野としても大きく発展した．

　　わが国では，明治時代，たびたびのコレラ流行に対応すべく，1883（明治16）年に官民挙げた組織である大日本私立衛生会（現在の一般財団法人日本公衆衛生協会の前身）が設立され，その頃より日本の公衆衛生活動も本格化した．また，それよりさかのぼること25年，江戸時代末期の1858（安政5）年には，神田お玉ヶ池に「お玉ヶ池種痘所」が開設され，わが国において初めて組織化された種痘事業が行われた．

　　第二次世界大戦後，国民の健康を守るという公衆衛生の使命は，日本国憲法第25条において明文化され，多くの制度・行政施策として具現化され，環境衛生，感染症対策，労働衛生，母子保健，精神保健，地域保健などの分野で成果を上げてきた．また，技術的な側面として，環境測定や毒性およびリスク評価に基づく環境改善，健康診断の精度向上，あるいは健康教育や保健指導，訪問指導の普及なども特筆される．これらの活動の成果として，結核や胃腸炎，脳血管疾患など，戦後しばらく死因の上位を占めた疾病による死亡は大きく減少し，重篤な公害病や職業性疾患の発生率も低下し，わが国は世界有数の長寿国となった．

B　感染症から生活習慣病へ

　　わが国では，人口動態統計の仕組みが確立した1899（明治32）年から第二次世界大戦後間もない時期まで，死因の上位は感染症によって占められていた．19世紀の英国と同様，貧困と劣悪な衛生環境によって種々の感染症がまん延し，多くの人の生命を奪っていたのである．実際，戦後間もない1947（昭和22）年の死因の第1位は結核（人口10万対死亡率187）であり，第2位は肺炎および気管支炎（同175），第3位は胃腸炎（同137）であった．ところが，最近の統計（2020年）では，死因の第1位は悪性新生物（同307），第2位は心疾患（同167），第3位は老衰（同108）であり，さらに第4位に脳血管疾患

（同84），第5位に肺炎（同64）が位置するという状況に大きく変化している〈**図1.1**〉．戦後の経済発展と衛生環境の改善，そして健康に関する知識や保健活動の普及，医療の進歩などにより，総じて日本人の主要死因が感染症から，加齢や生活習慣に起因する疾病へ変わったのである．このような状況は，わが国に限らず，多くの先進国で

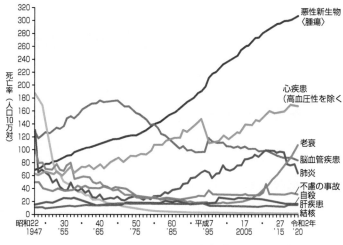

〈図1.1〉　わが国の主な死因別にみた死亡率（人口10万対）の
年次推移（1947～2020年）

資料：厚生労働省「令和2年（2020）人口動態統計月報年計（概数）の概況」

共通しており，途上国においても都市部の富裕層，中間層では同様の状況にある．

　感染症と加齢・生活習慣病による疾病との大きな違いは，前者が感染の原因となる細菌やウイルスの存在が発症の前提（病原微生物論）としているのに対し，後者では遺伝や広い意味での環境要因を含む複合的な要因で発症に至る点である．すなわち，生活習慣病では複数の要因が複雑に絡み合って疾病（しかも1つの疾病とは限らない）を引き起こすという「因果のクモの巣（web of causation）」という病因論がよくあてはまる．その結果，生活習慣病対策は複合的な対策が必要となる．例えば，食事の指導と同時に適度の運動の推奨，定期的な検診受診など，1つひとつでは十分ではなくても，組み合わせることで大きな成果を得ようとするのである．このような生活習慣病に対する予防対策の適切な組み合わせを見つけていくことは，公衆衛生学の大きな役割の1つである．

C　生活習慣から社会経済的要因へ

　近代的な公衆衛生の概念が19世紀に出現して以来，人間集団の病因を巡る議論は，前節で見てきたように病原微生物論から複合要因論に変遷してきた．しかも，最近の長引く経済の停滞と所得の格差拡大を受けて，疾病の発生や経過に影響を与える要因として，社会経済的要因が新たに注目されている．非正規雇用のため十分な所得が得られなかったり，居住する地域の治安や環境がよくないため，望ましい生活習慣を確保できない人は少なくない．あるいは，地理的障壁や経済的制約で医療サービスへのアクセスが制限されている人もいる．急速な少子高齢化の進行は，将来の社会保障制度とその財源に問題を投げかけている．19世紀の英国において，多くの感染症の背景に貧困と劣悪な衛生環境があったように，現代の主要な疾病の背景に貧困や経済格差の問題があることが次第に明らかになってきた（8章参照）．まさに貧困や社会格差は，古くて新しい健康問題である．現代の公衆衛生の課題は，生活習慣の改善のみならず，社会経済的要因にまで広がりをみせており，これらの要因をどのように制御して人々の健康とQOL（quality of life）を維持・増進できるかが問われている．

2．人口問題と出生・死亡

A　世界の人口

　　世界の人口は，西暦1800年前後に10億人を超え，1950年には25億人に至った．1990年には50億人を突破し，さらに2070年には97億人に至ると推計され，現在も増加傾向にある．

a）人口の推移と人口爆発

　　人口（population）とは，ヒトの数を指す．紀元前の世界の人口は，2億人に満たなかったと推計されている．西暦1000年あたりまでは，2億人から3億人のレベルを保っていた．その後，漸増し始めたと推計されているが，西暦1800年あたりまでは，10億人程度であった．その後，人口増加のテンポが速まり，第二次世界大戦後には，人口増加が一気に加速した〈図2.1〉．戦後のこの急速な人口増加の状況は，ときに人口爆発という表現で表されている．

　　1800年前後からの人口増加は，主に近代西欧諸国におけるものであり，産業革命と関連している．産業革命により，技術革新が進展し，工業生産が増大し，交通機関の発達により貿易が拡大したために，人口がその地域の食料生産にしばられることが少なくなった．ただし，この人口増加は，社会経済の発展と歩を合わせたものであり，戦後の人口爆発のような深刻な人口問題を提起するものではなかった．

　　第二次世界大戦後，世界の人口は1950年には25億人であったが，約40年後（1990年前後）には，2倍の50億人となり，人口爆発と呼ばれるほどとなった．これは主に開発途上国を中心とした状況であった．この人口爆発を可能にしたものは，戦後の「緑の革命」といわれる農業生産の革新，抗生物質などの医療技術の進展（死亡率低下），都市への若年層の人口集中と貧困の増大（出生率増加）等である．

b）現在の人口と分布

　　人口を正確に計測する調査や住民台帳などが存在しない国が多々ある．世界の人口を計測することは難しく，常に推計値として表される．世界の人口推計の代表的なものは，国連UNによるものである．毎年，国連人口年鑑（Demographic Year Book）が発行されている．

　　国連人口年鑑によれば，現在の世界人口は，80億人程度となり，今後も90億人程度（2040年時点）まで増え続けることが予測されている．主要エリアを比較すると，アジア地域が40億人台と最も多くの人口をかかえている．ただし，（平均年間）人口増加率をみると，最もそれが高いのはアフリカ地域である．

　　世界全域を先進地域と開発途上地域にわけ，人口増加の状況をみると，人口増加のテンポは一貫して発展途上地域において速い〈図2.2〉．現在，世界では人口の約80%が開発途上地域に居住していることになる．

c）人　口　問　題

　　人口爆発は，世界でさまざまな問題をもたらしてきた．なによりもそれは，人々の健康の

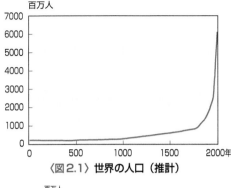

百万人

〈図2.1〉世界の人口（推計）

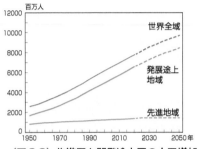

百万人

〈図2.2〉先進国と開発途上国の人口増加
（「国民衛生の動向 2021/2022」を基に作図）

〈表2.1〉世界人口の推移と将来予測

	世界全域		先進地域[*1]		発展途上地域[*2]	
	年央推計人口 (100万人)	年平均増加率 (%)	年央推計人口 (100万人)	年平均増加率 (%)	年央推計人口 (100万人)	年平均増加率 (%)
1950年	2 536	...	815	...	1 722	...
'55	2 773	1.78	864	1.18	1 909	2.06
'60	3 035	1.81	916	1.17	2 119	2.09
'65	3 340	1.91	967	1.07	2 373	2.27
'70	3 700	2.05	1 008	0.85	2 692	2.52
'75	4 079	1.95	1 048	0.78	3 031	2.37
'80	4 458	1.78	1 083	0.65	3 375	2.15
'85	4 871	1.77	1 115	0.58	3 756	2.14
'90	5 327	1.79	1 146	0.54	4 182	2.15
'95	5 744	1.51	1 169	0.41	4 575	1.80
2000	6 143	1.34	1 188	0.32	4 955	1.60
'05	6 542	1.26	1 209	0.35	5 333	1.47
'10	6 957	1.23	1 235	0.42	5 722	1.41
'15	7 380	1.18	1 257	0.35	6 123	1.36
'20	7 795	1.09	1 273	0.26	6 521	1.26
'25	8 184	0.98	1 282	0.13	6 903	1.14
'30	8 548	0.87	1 286	0.07	7 262	1.02
'35	8 888	0.78	1 288	0.03	7 599	0.91
'40	9 199	0.69	1 287	△ 0.01	7 911	0.81
'45	9 482	0.61	1 285	△ 0.04	8 197	0.71
'50	9 735	0.53	1 280	△ 0.07	8 455	0.62

資料：UN「World Population Prospects 2019」
[*1] ヨーロッパ，北部アメリカ（合衆国とカナダ），日本，オーストラリア，ニュージーランドからなる地域である．
[*2] 先進地域以外の地域である．

前提条件といわれる，平和，安心な住居，教育，食糧，収入，安定した生態系，持続可能な資源，社会的公正，そして平等というものに，負の影響をもたらす場合が多かった．

　食糧不足と居住地（住宅）不足は，貧困と結びついた．人口増加は，都市への人口集中を招き，スラムが形成された．スラムにおける土壌をはじめとした環境への負荷は，限界を超えるようになり，衛生問題，廃棄物問題，水資源不足，水質汚染，大気汚染等を生じることになった．

d）人　口　政　策

　世界には，人口増加に悩む国と，人口減少（少子化）に悩む国がある．人口爆発という問題が議論される場合には，人口政策は人口抑制策を意味する．一方，先進国では，少子化対策（人口増加策を含む）を人口政策とみなしていることが多い．世界レベルでは人口抑制策が議論されながら，先進地域では少子化対策が議論されるという，"ねじれ"が生じているのが現代の世界である．

　開発途上地域における人口抑制策は，主に，国連もしくは国連人口基金などの関連する国際機関によって主導されてきた．そこで最も重要視されてきたものは，教育である．女性の教育レベルと出産児数に負の相関がみられるという根拠から，とくに女性の教育に力点がおかれた．

　教育と同時に，"家族計画"の普及も重要視され，実施されてきた．多種多様な避妊方法の中から，その地域の文化に合った方法を複数用意し，住民のアクセシビリティと選択意識を高める方法をとっている．男性用コンドームや経口避妊薬等の具体的使用方法を簡便でわかりやすい方法で指導することをはじめ，数年は効果が持続する"ホルモン剤"の皮下埋め込みやIUD（子宮内装着避妊具）の装着，あるいは，効果の高い避妊手術の実施などの具体的

サービスが行われ，成果をあげている地域もある.

産児数を国レベルで制限している場合もある. 中国の一人っ子政策（1979〜2015）は，その代表的なものであり，大きな効果をあげ，生活水準の向上に寄与した. その一方で，主として農村部で2人目以降の産児を出生登録せず，結果としてその子どもたちが大都市に流入しているという問題や，男子尊重の文化の中で出生性比が偏ってきているという問題，そして，この出生率の急激な減少が将来に急激な高齢化をもたらすという問題などが顕在化した.

e）リプロダクティブ・ライツ / ヘルス（reproductive rights and reproductive health）

国連は，人口に関する国際会議を，1974年を振り出しに10年に一度開いている. 1994年の国際人口開発会議（カイロ会議）では，180カ国近くの代表が集まり，向こう20年間の人口政策における行動プログラムを練り上げた. それらは，移民問題，乳児死亡率，産児制限および家族計画，そして女性の教育に関するものであった.

カイロ会議では，従来の人口抑制政策といった観点に加え，個人のニーズに焦点をあてた新しい観点からの行動目標も強調された. 男女の平等と公正という観点から，より一層の女性のエンパワメントの重要性が指摘された. 同時に，家族の役割や家族への社会経済的な支援の重要性も強調された. その上で，カイロ会議では，"女性の生殖における権利および健康（リプロダクティブ・ライツ / ヘルス）"という概念が提唱された.

リプロダクティブ・ライツとは，すべての夫婦（カップル）や個人が，自由にかつ責任を持って，彼らの子どもの数，間隔，そして時期を決定する基本的権利である. リプロダクティブ・ヘルスとは，生殖系およびその機能と過程のすべてに関連する，身体的・精神的・社会的に完全に良好な状態を指す.

f）人口の移動

人々は，社会，経済，そして政治の状況によって，国境を越えて移動する.

東西冷戦が終わった後の西ドイツ・東ドイツの例にみられるように，東側諸国（社会主義圏）から西側諸国（資本主義圏）への人口移動がみられた. また，開発途上地域から労働人口が，先進地域に移動することは，南北問題（20章参照）の1つの顕在化である. さらには，南南問題ともいえる開発途上地域間の格差により，開発途上地域間の人口移動も多くなってきている.

近年では，少子化に悩む先進国が，他国からの労働力の積極的な受け入れを検討する場合もある.

B 日本の人口

わが国の人口は，明治時代当初より3倍に増加してきたが，約1億3,000万人をピークに，減少している. 人類がかつて経験したことがないほどの，少子高齢化の時代を迎えている.

a）人口の推移

江戸時代，わが国の人口は約3,000万人ほどであった. この270年間もの長期にわたって人口がほぼ一定に保たれていたことは，（記録に残る範囲では）世界的にみても珍しいことである. 限られた共同体の資源の中で飢饉等を生き抜くために，間引きや堕胎等によるやむ

を得ないコントロールが行われていたといわれるが，近年では，その要因よりも，農村部から都市部への青年層の人口移動と，そこにおける出生率の低さおよび死亡率の高さが影響していたのではないかといわれている．

　明治時代当初の人口は約3,500万人であった．その後，順調に人口増加は続き，大正時代には，約6,000万人を数え，戦前には7,000万人程度となった．

　第二次世界大戦後には，第一次ベビーブーム（1947〜1949）を迎え，人口増減率は2%以上となり，人口は8,000万人を数えた．1970年には1億人を突破したが，1975年を過ぎるころか

〈表 2.2〉 わが国の人口の推移

	総人口[*1]（千人）	人口増加率[*2]（%）	人口密度[*3]（1km²当たり）	人口性比（女100対男）
昭和25年(1950)	83 200	1.75	226	96.3
30　（'55）	89 276	1.17	242	96.6
35　（'60）	93 419	0.84	253	96.5
40　（'65）	98 275	1.13	266	96.4
45　（'70）	103 720	1.15	280	96.4
50　（'75）	111 940	1.24	301	96.9
55　（'80）	117 060	0.78	314	96.9
60　（'85）	121 049	0.62	325	96.7
平成 2　（'90）	123 611	0.33	332	96.5
7　（'95）	125 570	0.24	337	96.2
12　（2000）	126 926	0.20	340	95.8
17　（'05）	127 768	△0.01	343	95.3
22　（'10）	128 057	0.02	343	94.8
27　（'15）	127 095	△0.11	341	94.8
令和 2　（'20）*	127 227	…	338	94.6

資料：総務省統計局「国勢調査報告」＊は人口速報集計
[*1] 各年10月1日現在人口（昭和45年までは沖縄県を含まない）．
[*2] 人口増減率は，前年10月から当年9月までの増減率を前年人口で除したもの．
[*3] 人口密度は国勢調査（総務省統計局）による．
（「国民衛生の動向 2021/2022」）

ら，人口増減率は1%を下回ることが多くなり，人口増加のテンポはゆるやかなものとなってきた〈**表2.2**〉．2005年には，人口増減率が初めてマイナスとなり，近い将来にわが国が人口減少社会を迎えることが強く意識された．

　国立社会保障・人口問題研究所の将来推計人口によると，2050年代には1億人を割る，急速な人口減少が予測されている．

b）人口ピラミッド

　人口ピラミッドは，約100年間の歴史を織り込んだグラフである．現在のわが国の人口ピラミッドは，壮年期以降に2つのふくらみを持つつぼ型となっている〈**図2.3**〉．

c）人口静態統計と人口動態統計

　ある一時点の人口の状態を表したものを人口静態という．ある期間（通常は1年間）の，出生や死亡といった，人口の動きを表したものを人口動態という．

　わが国の人口静態統計は，年度の年央人口（10月1日時点）が採用される．5年に一度，国勢調査（census）が行われ，正確な人口把握が行われる．その中間年には，人口動態統計から人口が推計されている．

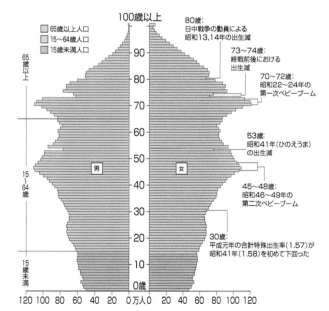

〈図2.3〉 わが国の人口ピラミッド（令和元年（'19）10月1日現在）
資料：総務省統計局「人口推計（令和元年10月1日現在）」
（「国民衛生の動向 2021/2022」）

C 出生と死亡

a) 出 生

　出生率：　1年間に人口1,000人当たり，何人生まれるかを示す．近年，出生率は9台から8台に低下してきている．

$$出生率 = \frac{1年間の出生数}{人口} \times 1,000$$

　合計特殊出生率：　現在の出生状況が今後も続くと仮定した上で，1人の女性が15〜49歳（生殖可能年齢）のあいだにもうけると考えられる（算出される）子どもの数である．2.1弱がわが国の人口置換レベルとされ，それ以下では人口が減少する．

　第一次ベビーブームの合計特殊出生率は4を超えていたが，その直後から急速に低下を始め，第二次ベビーブームでも2.1をわずかに上回る程度であった．前回の丙午（ひのえうま）の年（1966）に記録した1.58という率を下回った1989年の"1.57ショック"からは，一貫してきわめて低い水準にある．現在，世界でも低率の部類に入る1.3台となっている〈図2.4〉．

　総再生産率：　合計特殊出生率が子どもの数については男女を問わなかったのに対し，総再生産率では，さらに子どもを女児だけに絞った数である．1を若干上回れば，人口は増加する．現在は0.6台である．

　純再生産率：　総再生産率からさらに厳密に，その女児が15〜49歳までに死亡する可能性を考慮した数である．1を下回れば，人口は減少する．現在は0.6台である．

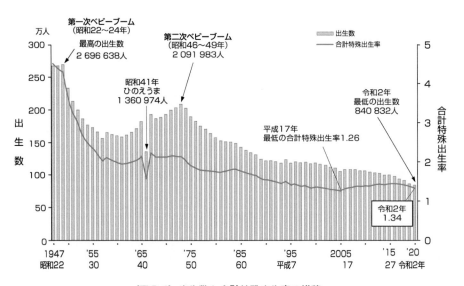

〈図2.4〉出生数と合計特殊出生率の推移
資料：厚生労働省「人口動態統計」
注　令和2年は概数である．
（「国民衛生の動向 2021/2022」）

b）死　　亡

死亡率（粗死亡率）：　１年間に，人口1,000人当たり，何人死亡するかを示す．

$$死亡率 ＝ \frac{1年間の死亡数}{人口} × 1,000$$

年齢調整死亡率：　粗死亡率は，集団の年齢構成に大きく影響され，それ自体では，他地域や過去との健康水準の比較ができないことから，年齢調整死亡率が算出される．国内の比較では，基準集団として，昭和60年モデル人口が用いられる．国際比較では，ＷＨＯ等による世界人口が基準集団として用いられている．

$$年齢調整死亡率 ＝ \frac{Σ（観察集団のi歳死亡率×基準集団のi歳人口）}{基準集団の人口} × 1,000$$

乳児死亡率：　衛生状態や社会状態を反映する指標として，しばしば国際比較に用いられる．わが国の乳児死亡率は，１台まで低下しており，世界最高水準を達成している．

c）生命表と平均寿命

生命表は，（通常）１年間における死亡状況をまとめたものである．ある時期の死亡状況が今後も続くと仮定したときに，各年齢に達したものが平均してその後何年生きられるかを，生命関数によって算出したものである．０歳の平均余命を，とくに平均寿命という．

わが国の平均寿命は，上昇傾向を続けており，男が約81歳，女が約87歳と，ともに世界でも最高水準国の１つとなっている．

d）少子高齢化

生存数：　生命表上で特定年齢まで生存する者の割合をみると，40歳まで生存する者の割合はすでに高原状態（プラトー）にある一方で，65歳から90歳の各年齢まで生存する者の割合は，増加傾向にある〈**図2.5**〉．

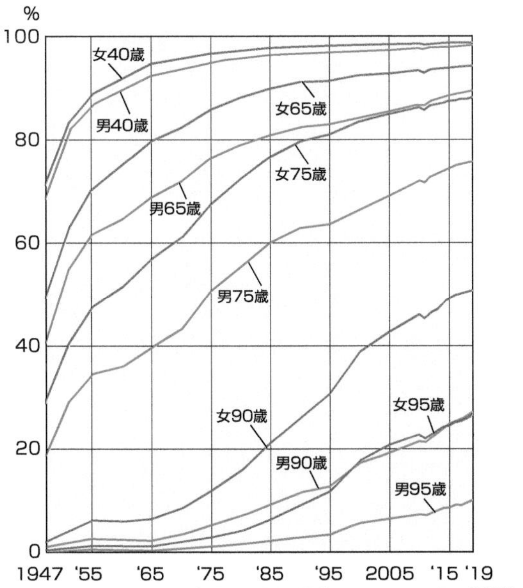

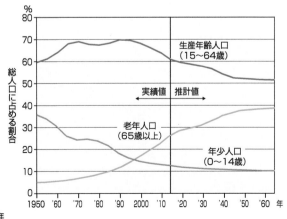

〈**図2.5**〉**生命表上の特定年齢まで生存する者の割合**
資料：厚生労働省「簡易生命表」「完全生命表」
注　1）平成22年以前および27年は完全生命表による．
　　2）昭和46年以前は沖縄県を除く値である．
（「国民衛生の動向 2021/2022」）

〈**図2.6**〉**年齢3区分別人口構成割合の推移**（1950～2065年）
資料：1950～2015年は総務省統計局「国勢調査報告」
　　　2016年以降は国立社会保障・人口問題研究所「日本の将来推計人口」（平成29年推計）の推計値（出生中位・死亡中位仮定）
（「国民衛生の動向 2021/2022」）

　　年齢３区分別人口：　人口を年齢によって３区分し，少子高齢化等の状況を把握することができる．年少人口は０〜14歳，生産年齢人口は15〜64歳，老年人口は65歳以上とされている．わが国では1997年に，老年人口が年少人口を上回り（少子化の始まり），その後，急速に老年人口の割合が増えている．2015年には25%を超え，将来にわたって少子高齢化がさらに進行することが予測されている〈**図2.6**〉．

D　家族の状況

a）世　帯

　　国民生活基礎調査から明らかになる世帯構造（構成割合）をみると，三世代家族が減少を続け，単独世帯が増加している．核家族世帯は，夫婦のみの世帯は横ばいを保ち，夫婦と未婚の子のみの世帯が減少傾向にある．平均世帯人員は，2014年には2.5を切り，それ以降，縮小を続け，2020年は2.27人となった．

b）婚姻と出産

　　婚姻件数は，戦後の結婚ブームの100万組台をピークに減少傾向を続け，近年は１年間50万組台でやや減少傾向を示している．この50年間に，平均初婚年齢は男女ともにゆるやかに上昇を続けている．現在（2019年時点）は，夫が31.2歳，妻が29.6歳となっており，年齢差は縮小傾向にある．

c）離婚と再婚

　　離婚件数は，戦後50年間で急速な増加をみせてきた．現在（2019年時点）は，１年間20.8万件のレベルにある．離婚が結婚後，どの程度の期間を経て生じているかをみると，結婚後５年未満が最も多い．30年前と比較すると，15年以上の離婚割合が増加している．

3. 疫学的方法による健康の理解

A 疫学とは

　疫学とは，人を中心とする生物集団における病気の流行状態を研究する学問である．かつて感染症は死亡率が高く，疫学研究の重要な対象であった．ジョン・スノウのコレラに関する研究（1854 年）は，歴史的な疫学研究として重要である．しかし，時代とともに重要な疾患が感染症から生活習慣病に変化するに伴い，疫学研究は感染症以外にも応用されることになった．

　さらに，国際疫学学会の定義では，「特定の集団における健康に関連する状況あるいは事象の，分布あるいは規定因子に関する研究」とされており（A Dictionary of Epidemiology, 2014），流行状態だけでなく，健康に影響を与える要因（リスクファクターなど）を調べるための学問という側面も重視されている．

　つまり，疫学とは，疾病の流行状態からその原因を探索し，予防方法を検討することで，人々の健康と QOL 向上に資する学問と考えることができる．

　流行（epidemic）：　特定の場所や時期に予想以上の疾病が発生することである．もし，日本国内で発生したことがない疾患（マラリアなど）が国内で発生した場合は，患者が 1 人だけでも流行が発生したと判断する．

　流行曲線と流行地図：　感染症の流行状態は，「人（person）・時間（time）・場所（place）」（疫学の 3 要素）から検討する．

　流行曲線は，横軸に時間，縦軸に新患発生数（人）を示したグラフであり，流行状況を視覚的に判断できる．例えば，インフルエンザのように季節的に繰り返し発生する感染症の場合も，これを使えば年度による流行傾向の違いが容易にわかる．

　流行地図は，地図（場所）上に患者数（人）などを色分けして示したものであり，流行曲線と同様にジョン・スノウの時代から利用されている．現代でも，流行地図から「東北に脳血管疾患による死亡が多い」というような地域による偏りを，視覚的に示すことができる．

　流行の種類：　1 つの感染源から流行が発生する点流行や，複数の感染源（二次感染を含む）から流行が発生する散発流行などがあり，流行曲線から区別することができる．その他にも特徴の違ういくつかの流行の種類がある〈表 3.1〉．

〈表 3.1〉 流行の種類

種類	特徴	代表例
集団発生（outbreak）	比較的小さい集団（学校や施設など）に突発的に流行する．	食中毒
地方流行（endemic）	特定の範囲で流行している状態．「風土病」ともいう．	マラリア
汎流行（pandemic）	国境を越えて病気が流行し，国内で新たに感染・発症する．外国からの帰国者の単発的な発症は「輸入感染症」とされ，汎流行とは区別する．	新型コロナウイルス感染症 SARS
季節変動（seasonal variation）	毎年季節により疾患の発症が増減する．	季節性インフルエンザ

B　疫 学 の 指 標

　罹患率（incidence rate）：　特定の期間内（通常 1 年）に新しく罹患した人の率を示す
ものであり，疾病発生の危険度を示す指標である．通常は数値が小さくなるので，1,000 人
年対，10 万人年対のように，単位人口を掛けた数値で表す．

$$罹患率 = \frac{観察期間内の新規発生患者数}{観察人口 \times 観察期間} \times 単位人口$$

　有病率（prevalence）：　ある時点で調査した人数（観察人口）における患者の割合を示
す指標である．一時点で観察できない場合には，1 年間などの一定期間で病気になった人数（観
察開始時点の患者数＋観察期間の新規患者数）を基に計算することもあり，その場合には「期
間有病率」として区別する．

$$有病率 = \frac{ある時点で着目する疾患の患者数}{観察人口} \times 単位人口$$

　なお，有病率と罹患率の間には，平均有病期間（その疾患の平均的な発症から治癒までの
期間）を利用した以下のような関係が知られている．この関係は，罹患者数を新入生数，有
病者数を在校生数，平均有病期間を平均在校年数と置き換えて考えればわかりやすい．

$$有病率 = 罹患率 \times 平均有病期間$$
$$（cf.\ 在校生数 = 新入生数 \times 平均在校年数）$$

　死亡率（mortality rate）：　特定の期間内（通常 1 年）に死亡した人の率を示すものであり，
疾病発生の危険度を示す指標である．通常は数値が小さくなるので，1,000 人年対，10 万
人年対のように，単位人口を掛けた数値で表す．

$$死亡率 = \frac{観察期間内の死亡者数}{観察人口 \times 観察期間} \times 単位人口$$

　致命率（fatality）：　特定の疾患にかかった人の中で，その疾患で死亡する割合であり，
疾患の重症度を示すときなどに用いられる指標である．感染症は感染から治癒までの期間が
比較的短いため致命率を計算しやすいが,慢性疾患の場合には,観察期間（1 年など）を区切っ
て致命率を計算することになる．

$$致命率 = \frac{その疾患での死亡者数}{その疾患の患者数}$$

　なお，致命率は，死亡率と罹患率から以下のように計算することもできる．

$$致命率 = \frac{死亡率}{罹患率}$$

曝露（exposure）：　主として環境中にある，何らかの要因にさらされることである．要因が体内に入る経路は，経口，経気道，経皮等さまざまであるが，その影響の有無を検討することが，疫学の基本となる．

危険因子（risk factor）：　曝露した要因の中で，ある疾患を発症させたり重症化させたりする確率を高める要因を危険因子という．感染症の場合には病原体が最も重要な危険因子だが，同じように病原体に曝露していても，年齢や体力などの違いで発症する確率が変わることから，これらの基本属性も危険因子になる可能性がある．また，生活習慣病のように複数の危険因子が複雑に関係している疾患（多因子疾患）もある．

相対危険（relative risk）：　ある危険因子の曝露を受けた集団（以下，曝露群）が，曝露を受けなかった集団（非曝露群）に比べて何倍疾病になりやすいかを示す指標である．罹患率ではなく，死亡率で計算すれば，何倍その疾病で死亡する危険があるのかを示す指標になる．

因果関係を示す最も重要な指標であり，とくに，病気の原因を調べる病理学的に重要である．なお，曝露による影響が全くない場合には，分母と分子が等しいので，相対危険は 1 になる．

$$相対危険 = \frac{曝露群の罹患率}{非曝露群の罹患率}$$

寄与危険（attributable risk）：　ある危険因子の曝露群の罹患率が，非曝露群に比べて何人ぐらい多いのかを示す指標である．罹患率ではなく死亡率で計算すれば，どれぐらい死亡率を増加させているのかを示す指標になる．

実際に危険因子が影響を与えている人数を把握するための指標であり，とくに，病気に対する対策を考える公衆衛生学的に重要である．例えば，保健所では「実際に地域内の何人に対して影響があるのか」ということが対策の優先順位を検討する際に重要だからである．

なお，罹患率の単位がそのまま寄与危険の単位になるため，計算の際には注意が必要であり，曝露による影響が全くない場合には，寄与危険は 0 である．

$$寄与危険 = 曝露群の罹患率 - 非曝露群の罹患率$$

オッズ比（odds ratio）：　ある事象が起こる（病気になる）確率（p）と起こらない（病気にならない）確率（$1-p$）の比をオッズと呼ぶ．さらに，曝露群のオッズと非曝露群のオッズの比をオッズ比と呼び，症例対照研究のように相対危険が直接計算できない場合の近似値として利用されている．要因の曝露の有無別に疾病の有無を調べて，2×2 表〈**表 3.2**〉を作成し，下記の式で求める．

$$曝露群のオッズ = 病気になる確率 ÷ 病気にならない確率$$

$$= \frac{A}{A+B} ÷ \frac{B}{A+B} = \frac{A}{B}$$

$$非曝露群のオッズ = \frac{C}{D}$$

$$オッズ比 = \frac{A}{B} ÷ \frac{C}{D} = \frac{A×D}{B×C}$$

〈表 3.2〉**要因への曝露と疾病の関係**

	疾病あり	疾病なし
曝露あり	A	B
曝露なし	C	D

C　疫学研究の種類と方法

　　ヒトを対象とした疫学研究の方法は，まず，研究者の対象者に対する働きかけ（介入）の有無によって観察研究と介入研究の2種類に分けることができる．観察研究はその研究目的によって記述疫学と分析疫学の2つに分けられるが，その中の分析疫学は，さらに研究対象の取り扱い方法等で，生態学的研究，横断研究，症例対照研究，コホート研究の4種類に分けることができる．一方，介入研究も，その対象によって臨床試験と野外試験の2種類に分けることができる．

　　なお，動物実験は，人工的に危険因子を曝露させ，曝露の有無で比較することが多いため，介入研究の一種と考えることができる．

a) 観察研究（observational study）

　　研究対象者の観察・測定やアンケートの回答から，危険因子に関する曝露状況や，疾患の有無等の情報を入手する研究である．すでに発表されている資料（二次資料）を利用する場合もある．

　　記述疫学（descriptive epidemiology）： 疾患の発生頻度と分布を調べることで，その危険因子を類推することが目的である．疾患発生に関する疫学の3要素（人・時間・場所）を調べ，流行曲線や流行地図などから検討する．疾患の流行状況や規模，重点的な対策をすべき集団などを明らかにすることができる．

　　分析疫学（analytical epidemiology）： 類推した危険因子について，因果関係の有無や，関連の大きさを確認することが目的である．対象の選び方や情報の収集方法によって，以下の4種類の研究に分類できる．

　　① **生態学的研究（ecological study）：** 集団全体を対象に，危険因子に曝露している状況や疾患発症の頻度などの情報を散布図に示して，相関の強さを調べる研究である．情報収集には既知の二次資料を用いることも多いので，比較的容易に実施できるが，交絡因子などによる影響が大きいという弱点がある．

　　② **横断研究（cross-sectional study）：** 対象集団の一人ひとりについて，ある一時点での要因の曝露状況と疾病の有無等を同時に調査する研究である．基本属性別に有病率を求めたり，要因の曝露状況と疾病の有無をクロス集計で検討したりする．短期間で費用も少なくて済むが，原因（曝露因子）と結果（疾病の有無）を同時に調べているため，「因果関係の時間性」の検討はできない．

　　③ **症例対照研究（case-control study）：** 対象となる集団を疾病の有無（患者群と対照群）で2群に分け，過去の要因への曝露状況を比較する研究である．対照群は性別・年齢などをマッチングさせることが望ましく，両群のオッズ比を計算することで曝露要因の相対危険を推定する．まれな疾患も研究対象にできるが，過去を思い出す「後ろ向き研究（retrospective study）」のため曝露状況の正確さで情報バイアス（後述）が生じやすい．

　　④ **コホート研究（cohort study）：** 要因曝露の有無で2群に分け，その後の継続的な観察により両群の疾病の発生率を比較する研究である．研究開始から時間経過に伴って観察していくので，「前向き研究（prospective study）」や「縦断研究（longitudinal study）」と呼ぶことがある．同じ要因に関連する複数の疾患を同時に研究対象にでき，相対危険や寄

与危険を直接計算することが可能
なので，信頼できる結果が得られ
る．しかし，大規模な集団を発症
するまで長期間観察し続ける必要
があるため，高額な研究費等が必
要である〈**表3.3**〉.

〈表3.3〉症例対照研究とコホート研究

	症例対照研究	コホート研究
群分けの方法	疾病の有無	要因の有無
疾病の頻度	低頻度でも集めれば可能	発症しないとわからない
研究期間	短期間（後ろ向き）	長期間（前向き）
対象者数	少ない	多い
費用・労力	少ない	多い
関連性の特定	オッズ比	リスク比（相対危険）
寄与危険	計算できない	計算できる
研究の信頼性	小さい（曝露情報の信頼性）	大きい

b）介入研究（intervention study）

人為的に要因を追加（除去）す
ることで，結果の変化を観察し，
因果関係を特定するための研究である.

臨床試験（clinical trial）：　医療機関で，患者を対象に，新しい治療方法の効果を調べる
研究である．新薬の効果を調べる場合には，プラセボ（偽薬）を使う二重盲検法（薬を飲む
患者と結果を観察する医師が新薬かプラセボかを知らない場合）や三重盲検法（二重盲検法
に加えて，分析者も知らない場合）などが利用される.

野外試験（field trial）：　健康な地域住民を対象にして，健康教育の有無などでその予防効
果等を調べる研究である．倫理的な問題から研究計画全体を事前に説明する必要があり，プ
ラセボを使いにくいため実施に工夫が必要である.

c）疫学研究で生じる誤差

疫学研究で調査から得た観測値や測定値には，必ず以下に示した2種類の誤差を含む.

$$観測値（測定値）＝真の値 + 偶然誤差 + 系統誤差$$

偶然誤差（random error）：　真の値に対して方向性のない誤差であり，値のバラツキ（標
準偏差）の大きさとして視覚化することができる．偶然誤差が大きいということは，観測値
の信頼性（precision）が小さいということになる．統計処理やデータ数を増やすことで対応
が可能である.

例えば，血圧測定時に，測定者が測定に不慣れだと偶然誤差が大きくなるが，複数回の測
定値を平均することで統計的に処理することができる.

系統誤差（systematic error）：　真の値に対して方向性を持った偏りであり，系統誤差
が大きいということは妥当性（validity）が小さいということになる．系統誤差はバイアス
（bias）とも呼ばれ，以下に示す3種類がよく知られている．事前にその発生を予想していな
いと対応が不可能なため，発生の予防に努めて調査計画を立てる必要がある.

例えば，血圧測定時に，測定者が患者が緊張していることを事前に知らなければ，高めの
値が出てしまう可能性がある.

① 選択バイアス（selection bias）：　標本として抽出した対象者が，研究対象として想
定した母集団を反映していないことから生じるバイアスのことをいう.

例えば，村民全体を調査したいときに，健診受診者から標本を選んでしまうと，（不健康で
外出できない人は健診に参加できないので）健康な人の割合が多くなる．抽出した標本に選
択バイアスが生じていないかどうかを検討するためには，「外的妥当性」が重要となる.

② 情報バイアス（information bias）：　実際にデータを入手する際に，その情報が間違っ

ている（偏っている）ことから生じるバイアスのことをいう．アンケートの質問が2つの意味を持っていたり，誘導質問になっていたりする場合や，欠損値が多い回答，虚偽が多い回答，記憶ミスなどが原因となる．

③　交絡バイアス（confounding bias）：　2つの要因の関係を分析するとき，着目していない別の要因（交絡因子）が両者に影響を与えるために，本当の関係とは異なる「見かけ上の関係」が生じてしまうバイアスをいう．とくに，性別と年齢が交絡因子になりやすく，層別分析などをする必要がある．

例えば，ある企業の健診結果から「年収が高いと高血圧になりやすい」という結果が出た場合は，（年齢が高いと一般に年収が高くなり，また血圧も高くなることから）年齢が交絡因子である可能性がある．もちろん，「年収が高いと食事内容に違いがあるため，血圧に影響する」などの別の可能性もあるが，この場合も年収が直接血圧に影響しているわけではない．

d）因果関係の判定

疫学研究などで因果関係の有無を検討するときは，〈**表3.4**〉に示す判定基準が重要となる．

〈表3.4〉因果関係の判定基準

判定基準	説明
関連の時間性 (temporal relationship)	発症より先に要因の曝露があること．最も重要であるが，介入研究やコホート研究以外では証明が難しい．
関連の強固性 (strength of association)	要因と疾患の関連が強いこと．相対危険やオッズ比の大きさで示すことができる．
関連の用量‐反応関係 (dose-response relationship)	要因に対する曝露量が増えると，疾患の発生が早くなったり，増えたり，症状が重くなったりすること．散布図や折れ線グラフ等に示して，相関の強さや数値の変化を調べることができる．
関連の一致性 (consistency of association)	他の集団や場所，別の研究方法などでも同じ結果が得られること．「再現性」ともいう．もし異なる結果が出た場合には，集団による背景の違い（人種など）を考慮する必要がある．
関連の整合性 (coherence)	疫学研究と動物実験などとの結果が矛盾していないこと．もちろん，人間と実験動物の生物学的な違いを考慮する必要がある．
関連の蓋然性 (biological plausibility)	今までの生物学的，生化学的，生理学的な常識（他の分野の常識）と矛盾していないこと．ただし，世紀の新発見の場合を除く．
関連の特異性 (specificity of association)	要因と疾病の間の関係が，必要十分条件であること．感染症の場合はコッホの4原則のように必要十分条件が成立するが，生活習慣病のような多因子疾患では，関連の特異性は成立しない．

D　科学的根拠に基づく医療／看護（EBM/EBN）

医療の世界では経験知だけではなく，客観的な科学的根拠に基づく医療（EBM：evidence based medicine）の必要性が叫ばれている．同様に，看護の世界でも心に寄り添う看護というだけでなく，科学的根拠に基づく看護（EBN：evidence based nursing）が重要となっている．

エビデンス（evidence）：　エビデンスとは科学的根拠のことである．ある情報についてのエビデンスの有無を確認するためには，客観的な複数の実験や調査に基づく結果であるか，疫学研究で因果関係が証明されているか，結果の再現性があるか（検証されているか），情報

の責任者が明記されているかなどをチェックする必要がある.

　ナラティブ（narrative）：　ナラティブとは，主観的症例報告，つまり個人的体験談のことである．通常は，エビデンスの対極であるとされ，信頼性に欠けることが多い．しかし，病気の進行にともなう患者の心境の変化などの情報は看護に重要な示唆をもたらすことがあり，患者会など信頼できる情報源からのものであれば，軽視してはならない.

　エビデンスレベル：　世の中の情報は，エビデンスの確からしさでレベル分けされている．一般的に，「ネット上の情報」などは低く，「新聞・雑誌・テレビの情報」「専門誌の情報」「識者の情報」「症例報告」「症例対照研究」「コホート研究」「介入試験（ランダム化比較試験，RCT：randomized controlled trial)」「メタアナリシス」といった順にレベルが高くなる．メタアナリシスは，二重盲検法などを使って実施したランダム化比較試験の結果を複数収集し，それを総合して判断するために，最も信頼性が高いと考えられている.

　患者に対する EBM/EBN のステップ：　患者に対して実際に EBM/EBN を行う際には，〈**表3.5**〉に示したようなステップをとる.

〈表 3.5〉EBM/EBN のステップ

ステップ	説明
①疑問点の抽出	臨床上で生じた疑問（clinical question）に対して，PICO (PECO) を使って定式化する． P (patient, population, problem)「誰の何に」 I (intervention：介入)「何をすると」，E (exposure：曝露)「何に曝露すると」 C (comparison：比較)「何に比べて」 O (outcome：成果)「どうなる」
②関連するエビデンスの検索	エビデンスレベルを考えながら，定式化した疑問点に関する情報収集を行う．具体的には，専門家に話を聞いたり，学術論文等の文献検索等を行うことになる．
③情報の批判的吟味	論文等の内容を安易に信用せずに，複数の論文を批判的に検討（クリティーク）し，その情報の妥当性や信頼性を確認する．
④患者に対するエビデンスの適用可能性の検討	患者にとっての「価値」や，現在の環境にある「資源」の有無を検討して，情報として得たエビデンスがその患者に適用できるかを検討する．たとえ医学的な常識であっても，患者にとって価値のないエビデンスであれば，安易に適用してはならない．
⑤適用したエビデンスの評価	適用したエビデンスが，患者にとって満足がいくものだったかどうか，患者の健康・QOL 向上につながったのかどうかを評価し，今後のための知識とする．

E　スクリーニング

　各種がん検診のように自覚症状のない集団の中から，病気または異常のある人と，正常な人とをふるい分けることをスクリーニングという．疾患や異常の早期発見・治療を行うことで発症を防ぐことが目的であり，予防医学では二次予防に位置づけられている.

　スクリーニングが有効である疾患には，患者全体の中で検査により正しく診断された割合である敏感度や健常者を正しく健常者と判断する割合である特異度が高い確立された診断法があり，有病率が高いなどの条件がある．有病率が低いと検査で陽性と判断された者の中で本当の患者が占める割合（陽性反応適中度）が低くなるので無駄が多くなる.

第II部
環境・社会と健康

　「環境」とは人類が生まれ生活を営んできた場であり，自然・社会・家庭など人を取り巻くすべてのものを指す．太古の昔より生物は，環境によって進化を促され適応してきた一方で，人間と環境は相互に影響を及ぼし合って変化し続けてきた．人に作用する環境には，生存に必要な大気・水・太陽光などの自然（物理化学的）環境のほか，微生物・細菌などを介して健康を左右する生物的環境，衣食住をはじめ心身の機能や安全面に関与する生活環境，さらに技術・教育・文化・宗教・慣習・生活水準などの社会的環境も含まれる．

　人の健康が環境のあり方によって大きく影響されるということは，すでに紀元前の古代ギリシア時代から認知されており，空気・水・場所といった環境が病気の発症に深くかかわっていることをヒポクラテスが書き残している．「医学の父」と呼ばれるヒポクラテスは，季節・大気の乱れが身体に及ぼす影響や，人の住む場所・水の性質などによって生じ得る色々な病について記録した．文明社会に入って人々は，健康が損なわれないよう環境を整えて衛生状態を保ち，妥当な食生活を意識しながら，感染症や他の重篤疾患の脅威と闘ってきた．

　一方で人類は，生産活動を向上させるために，環境を整え良好な状態に保つことを疎かにし多大な負荷を環境へ与え続けたあげく，深刻な自然破壊と地球規模の環境汚染を引き起こした．現代に生きる私たちは，その反省を踏まえ，人の営みを適切な水準に維持していくためにも，エネルギーと物質循環が行われる生態系の中で，自然との共生と調和に努めていかなければならない．

　第II部では，まず空気，水，光線，気温，音など日常生活上の環境因子，上下水道や廃棄物処理といった衛生環境の仕組みとそれらの必要性について学ぶ（4章）．そして，経済発展や人口増加に伴う自然の喪失と環境悪化により生じた公害問題を知り，人間社会の取り組みが公害対策から自然保護・環境保全へと変化していった過程を理解する（5章）．また，人に必須の栄養と食品衛生，および食生活と健康や疾病との関わりを学びとるとともに（6章），自然界に存在する種々の病原体に人が感染した場合の病的状態とその予防策を習得する（7章）．さらに，社会経済的因子の機能とそれらが人の健康に与える影響について認識を深める（8章）．

　社会と環境の改善に向け，一人ひとりがどのような役割を果たし得るのか，人の健康を守るためにこの先どのような取り組みを推し進めていくべきか，将来を予測しつつ地球規模で考える能力と洞察力を養っていくことが第II部の総合的なねらいである．

（苅田香苗）

4. 日常生活環境と健康

　水や空気はヒトの生存に最も関係する身近な環境要素である．現代社会では快適な生活環境を維持するためには，積極的な努力が必要になり，持続可能な発展，循環型社会，グリーンケミストリーなどの言葉がどこでも使われるようになってきている．この章では日常生活環境を規定するさまざまな要因と健康との関係について概説する．

A　空気の組成

　乾いた空気の成分の約8割は窒素であり，呼吸に必要な酸素は約2割存在する．その他の成分としては，希ガス類のアルゴンが1%弱を占め比較的多い．水は水蒸気として含まれ，湿度100%で約6%を占める〈**表4.1**〉．

〈表 4.1〉 乾燥大気の組成

成分		容積比
窒素	(N_2)	78.1%
酸素	(O_2)	20.9%
アルゴン	(Ar)	0.93%
二酸化炭素	(CO_2)	0.037%
ネオン	(Ne)	0.0018%＝18 ppm
ヘリウム	(He)	5.0 ppm
クリプトン	(Kr)	1.1 ppm
メタン	(CH_4)	1.6 ppm
水素	(H_2)	0.5 ppm
一酸化二窒素	(N_2O)	0.3 ppm
オゾン	(O_3)	0.02 ppm
水蒸気	(H_2O)	～6%

a) 正常成分

　窒素（N_2）：　不活性なガスであり1気圧下では生体に直接の影響は与えない．ただし，潜水時などの高気圧下では血液中に余分に溶け込み，窒素酔いや減圧症の原因になる．

　酸素（O_2）：　1気圧下で約160 mmHgの分圧を持っている．肺胞では加湿とCO_2とのガス交換により約100 mmHgに下がり，ほぼ動脈の酸素分圧に等しくなる．高所で気圧が低下すると肺胞での酸素分圧も低下し，低酸素症が起こる．潜水時など酸素分圧が高くなりすぎると酸素中毒となる．

　二酸化炭素（CO_2）：　大気中の濃度は約0.04%と微量だが，呼気中には約4%含まれ，人が多く換気が悪い場所では濃度が上昇する．許容濃度（恕限度）として0.1%を超えないことが換気量を決める指標とされる．毒性は低いが4%以上で頭痛，めまい，吐き気などが起こり，10%以上では意識消失を起こす．温室効果があり，化石燃料の大量消費による濃度の上昇が地球温暖化の主因とされている．

　希ガス類：　アルゴン（Ar）は大気中に約1%と比較的多く，他にネオン（Ne），ヘリウム（He），クリプトン（Kr）などがわずかに存在する．単原子分子で不活性なので，生体に対する影響はほとんどないが，最も重いラドン（Rn）は放射性核種であり，肺がんの危険因子とされている．

　水（H_2O）：　湿度は高いと発汗による体温低下が効率よく働かなくなり，温熱の4要素の1つである．呼気はほぼ相対湿度100%である．

　その他の正常成分として，水素（H_2），メタン（CH_4），オゾン（O_3），一酸化二窒素（N_2O）などがある．メタンは温室効果を持つ．オゾンは光化学オキシダントとしても発生し，濃度が高くなれば有害である．N_2Oは亜酸化窒素，笑気とも呼ばれ，高濃度では麻酔作用を持つ．

b) 有 害 成 分

　　一酸化炭素（CO）：　炭素の不完全燃焼で二酸化炭素に交じって生じる．無色無臭でヘモ
グロビンと強く結び付き一酸化炭素ヘモグロビン（CO-Hb）となり，赤血球による酸素の運
搬を阻害し酸素欠乏症を起こす．100 ppm（0.01%）程度で頭痛，めまいなどの症状が起
こる．1,500 ppm では 1 時間の曝露で死に至るとされている．

　　二酸化硫黄（SO_2）：　別名亜硫酸ガス．硫酸ガス（SO_3）とともに SOx と呼ばれ，火山
からの放出や化石燃料（石油，石炭）の燃焼で生じる．水に溶けて亜硫酸となる．気道粘膜
などを刺激し，ぜん息の一因となる．

　　二酸化窒素（NO_2）：　自動車エンジン内などの高温下で N_2 と O_2 の反応で作られる一酸化
窒素（NO）がさらに酸化されて生じる．NO と合わせて NOx と呼ばれる．

　　（その他の有害成分については 5 章 A a），C a）を参照．）

B　音　と　振　動

a) 音

　　空気の振動は鼓膜を通じて音として知覚される．人に聞こえる音の周波数範囲（可聴域）は
20〜20,000 Hz であるが，老化とともに高い周波数が聞こえなくなる．騒音性難聴では特
に 4,000 Hz 付近の音が聞こえにくくなり，C^5-dip と呼ばれる（C^5：ピアノの最高音．4,186 Hz）．
　　音の強さは物理的にはほぼ 1 kHz での聴覚閾値（最小可聴値）の音圧に当たる 20 μPa の
音を，周波数によらず 0 dB SPL と定義する．20 dB 増えるごとに振幅が 10 倍（エネルギー
は 100 倍）になり，120 dB の音は 0 dB の音の 100 万倍の振幅を持つこととなる．通常
の会話で聞く音の強さは 60 dB（閾値の 1,000 倍の振幅）前後である〈**図 4.1**〉．同じ強さ
に聞こえる音圧は周波数によって異なり，等感曲線は〈**図 4.2**〉のようになる．

> おおむね 100 Hz 以下の周波数の音は低周波音と呼ばれるが，人の可聴周波数以下である 0.1〜20 Hz の音は超低周
> 波音あるいは超低周波空気振動と呼ぶ．家具などを振動させるほか，強い振動では直接感知できることもある．超低周
> 波音の評価には G 特性が用いられ，90 dB（G）以下の音圧では人間の知覚としては認識されない．人に聞こえない
> 20 kHz 以上の音は超音波と呼ばれるが，発生源も限られるので，環境問題として取り上げられてはいない．

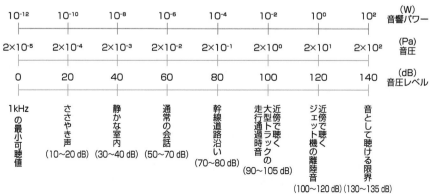

〈図 4.1〉さまざまな音のレベル

b) 振　　動

地面，建物，乗り物，工具等の振動も身体に影響を与える．乗り物酔い（動揺病）は0.1〜1 Hz程度の振動で起こり，前庭三半規管からの情報と視覚情報の不一致などによるとされている．5〜30 Hz程度の強い振動では，臓器が共振により大きく揺らされ呼吸困難，胸痛，腹痛などを起こす．林業や建築業で使われるチェーンソーや削岩機など50〜100 Hzの比較的速い周波数の振動が手に加わることが繰り返されると，異常な血管収縮による末梢循環障害で痺れ，冷え，痛みなどを伴い指が白くなるレイノー現象を特徴とする白蝋病（振動障害）が起こる．

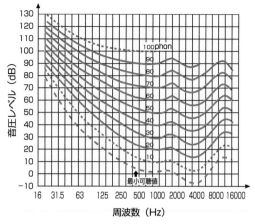

〈図4.2〉**音の大きさの等感曲線**（ISO 226（2003））

C 気　　　圧

地表では標準で1気圧（=760 mmHg=1,013.25 hPa）の大気圧があるが，富士山頂（3,776 m）では約0.6気圧，エベレスト山頂（8,848 m）では約0.3気圧に低下する．気圧の変化による軽い障害として，中耳腔と外耳道の圧差で鼓膜が引っ張られて違和感や痛みが起こることはしばしば経験される．

低圧環境の障害：　急性高山病は通常2,500 m以上の高い山に短時間で登ったときにみられる低圧下低酸素血症である．頭痛，呼吸困難，めまい，吐き気などを起こすが，重症化すると肺水腫や脳浮腫により死に至る場合もある．ヘリコプターなどにより急に高地に運ばれた場合などが危険である．

高圧環境の障害：　水中では，水深10 mごとにかかる圧が1気圧上昇する．スキューバダイビングなどで高圧の空気を呼吸すると，窒素が血液中に溶け込み麻酔作用により窒素酔いを起こす．70 m以上の深い深度では酸素分圧の上昇（1.6気圧以上）により脳酸素中毒の症状が起こる．それ以下の深度でも長時間では肺酸素中毒（前胸部痛，呼吸困難）を起こすことがある．

減圧症：　潜函病ともいわれる．水中からの急速な浮上に伴う減圧により窒素が血液中で気泡となり，皮膚掻痒感，関節痛，呼吸困難などの減圧症を引き起こすことがある．慢性的症状として潜函病性骨壊死を起こすことが知られている．息を止めたまま急速に浮上すると肺の膨張により肺破裂を起こすことがある．

D 放射線，電磁波

太陽の表面温度は約5,800 K ≒5,500℃（0 K（絶対零度）＝－273.15℃）で，可視光線，赤外線などによる輻射熱で地球を暖めている．紫外線はDNAの損傷や活性酸素の生成により生物に有害であるが，その大部分はオゾン層などで吸収されるため地表での害は小さい．太陽風や宇宙線の中の電子，陽子などの荷電粒子線もバンアレン帯や大気に捕捉されて地表にはわずかしか届かない．宇宙からのX線やγ線はごくわずかで生物への地表での影響は小さいと考えられている．環境中にはウラン（U），トリウム（Th）などの放射性核種や，カリウムの放射性同位元素（RI：radioisotope）であるカリウム40（⁴⁰K）など

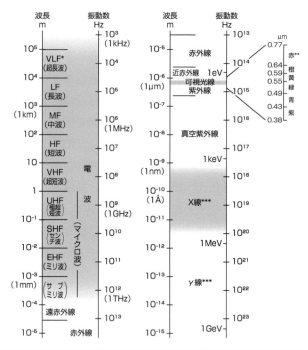

* 電波の周波数帯の英字による呼び方は国際電気通信条約無線規則による．
** 可視光線の限界ならびに色の境界には個人差がある．
*** X線とγ線の区別は波長（振動数）によるのではなく，電子の状態の遷移によって発生するものをX線，原子核の状態の遷移によって発生するものをγ線という．

〈図4.3〉電磁波の波長と振動数

が存在し，α崩壊やβ崩壊によりα線，β線，γ線などの放射線を出している．カリウム40は天然のカリウムに0.0117%含まれ，カリウム1g当たり30.4 Bqの放射能強度を持ち，成人では4,000 Bq程度（約0.18 mSv/年）の内部被曝（注：放射性物質が体内に取り込まれて被曝すること，X線撮影時等，外部の放射線源から被曝する外部被曝と区別される）を受けていることになる．希ガス類のラドン（Rn）は放射性の重い気体で，地中のラジウム（Ra）の崩壊により自然発生し，地下などに溜まることがある．

> ベクレル（Bq）は放射性物質が1秒間に崩壊する回数で，放射性物質の量に比例する．放射線の吸収量を表す単位としては，グレイ（Gy）とシーベルト（Sv）がよく使われる．グレイは一定量の物質（人体）当たりに吸収された放射線のエネルギー量（J/kg），シーベルトはグレイを生物影響の違いで補正した実効線量（α線ではグレイの20倍）を表す．

a）電 離 放 射 線

通過した物質を電離（イオン化）するほどのエネルギーを持つ放射線のこと．放射線の生体への害は主としてこの電離作用によるので，狭義にはこれのみを放射線という．α線，β線，陽子線，中性子線などの粒子線に加え，非粒子線として波長の短い電磁波であるγ線，X線が含まれ，それより波長の長い紫外線からは非電離放射線といわれる〈**図4.3**〉．α線は紙で防げるほど透過力は弱く外部被曝では問題とならず，体内に取り込まれた RI よりの内部被曝が問題となる．β線はアルミ板程度で防げる．γ線は透過力が比較的強く，遮蔽には鉛の厚板が必要となる．中性子線はウランの核分裂等で放射される．非荷電のため金属も透過し，遮蔽には質量の近い陽子（水素の原子核）を多く含む水やパラフィンの厚い層が有効とされる．

b）紫 外 線

波長により UV-A（315～400 nm），UV-B（280～315 nm），UV-C（100～280 nm）に分けられる．最も有害な UV-C は成層圏・オゾン層で吸収され地表にほとんど届かないが，UV-B は DNA 損傷を起こし炎症性の日焼け（sun burn）さらには皮膚がんの原因となる．皮下でのビタミン D の生成には寄与するため，ビタミン D の欠乏が起こりがちな高齢者では日光浴が有用となる．UV-A は軽い小麦色の日焼け（sun tan）を起こす程度で比較的無害と考えられていたが，皮下で活性酸素（ROS：reactive oxygen species）を生じさせるため，動脈硬化，がんなどの危険因子として近年注目されている．

c）赤 外 線

目には見えないが輻射熱を運ぶ．赤外線を利用する暖房器具による火傷を除けば通常無害であるが，強い赤外線を目に浴びると白内障，角膜混濁などを起こすことがある．

d）可 視 光 線

紫から赤まで（波長 380～770 nm）の目に見える光．物体平面に照射される単位面積当たりの光の強さは照度といい，単位はルクス（lux）である．学校環境衛生基準では教室の黒板の照度は 500 ルクス以上必要とされている．都市部などでの夜間の過剰な光は光害として問題になることがある．

> 近年，波長の短い紫～青（380～530 nm）の光は高エネルギー可視光線といわれ，青色光障害を起こす可能性や加齢性黄斑変性の原因となる可能性なども指摘されている．

e）電　　波

赤外線より波長の長い電磁波は一般に電波と呼ばれ通信等に利用され，ほぼ無害とみなされている．マイクロ波に属する 2.45 GHz（波長 122.4 mm）の波は，水分子に吸収され加熱効果が高いことを利用して電子レンジに用いられる．

E　温　　熱

正常な身体機能を維持するためには体の内部の温度（中心温度）を一定に保つ必要がある．体温は発汗や皮膚血流量の増減などで調節され視床下部の体温調節中枢（温熱中枢と寒冷中枢）で支配される．風邪などで発熱するのは体温調節中枢での設定温度が高温側にリセットされるためと考えられている．温熱の 4 要素は気温，湿度，気流，輻射熱である．体表より

の熱の発散の効率は外殻温度（体表面の温度）と気温との差に依存する.

a）衣　　服

　　保温のための体毛が退化しているヒトにとって，衣服には体温より低温の外気との直接の接触を防いだり，輻射熱を遮断することにより，急激な体温変化を緩和する効果がある. 衣服内の空気が外気とは温熱の性質が異なることに着目し，衣服気候という概念も提唱されている. 衣服気候に関与する衣服の要素としては，含気性，通気性，保温性，透湿性，吸水性などがあげられる.

b）温　熱　指　標

　　温熱の4要素を組み合わせた種々の温熱指標が使われている. 熱中症の予防のための評価にはWBGT指標がよく用いられる.

　　不快指数（DI：discomfort index）：　気温と湿度の組み合わせで蒸し暑さの程度を表現したもので，DI=0.72 ×（乾球温度＋湿球温度）＋40.6で計算される. 日本人では不快指数85で90%以上の人が不快に感じるといわれている.

　　有効温度（ET：effective temperature）：　無風時湿度100%での気温を基準とし，湿度と気流によって補正を加えたもの.

　　修正有効温度（CET：corrected effective temperature）：　有効温度と同様だが，さらに黒球を用いて輻射熱の影響も加味した指標. 黒球は艶消しの黒で塗られた中空の薄い銅球（厚さ0.5 mm）で，中に組み入れられた温度計で，輻射熱で暖められた銅球内の温度を測定する.

　　湿球黒球温度（WBGT：wet bulb globe temperature）：　乾球，湿球，黒球温度を組み合わせ，温度，湿度，輻射熱の影響を組み入れたもの. 屋外の日射がある場所では

$$\text{WBGT}=0.7 \times 湿球温度 + 0.2 \times 黒球温度 + 0.1 \times 乾球温度$$

で表される. 屋内では乾球温度を使わず，黒球温度で代用する.

　　WBGTが高いと熱中症が発生する危険が高いため，28℃以上で激しい運動は中止，31℃以上では原則運動中止となる.

c）熱　中　症

　　運動時には発汗による水分，塩分の損失が起こるため，熱中症の予防には十分な水分，塩分補給が必要とされる. 新分類では熱中症は軽症の1度（熱失神，熱けいれん），重症の2度（熱疲労），最も重い3度（熱射病）の3つに分類されている〈**表4.2**〉.

〈表4.2〉熱中症の分類

1度	熱失神（熱虚脱）	発汗および末梢血管拡張に伴う血圧低下により脳への血液循環が不足して起こる. 体温の上昇はほとんどない.
	熱けいれん	塩分の不足により起こる筋肉の有痛性けいれん 体温の上昇は軽微である.
2度	熱疲労	大量の発汗によって血圧が低下し，体温調節機能も追いつかず体温が上昇 倦怠感，頭痛，悪心，嘔吐
3度	熱射病	40℃以上の体温の上昇 発汗が止まり，皮膚が乾燥する. 意識障害，けいれんなどの中枢神経系症状 肝・腎機能障害，血液凝固異常（DIC）

d）寒 冷 障 害

偶発性低体温症は低温環境で体温が 35℃ 未満に下がった場合をいう．30℃ 以下に下がると意識消失から凍死に至る．固体や液体は気体よりも比熱も熱伝導率も大きいので，冷水中では体温が早く低下し，また，夜中に泥酔して道路で寝ると真冬でなくとも凍死することがある．

F　季 節, 気 象

季節は環境を通じて健康に大きく影響する．夏は細菌性の食中毒や，熱中症が問題となり，冬は高齢者の入浴時の溺死やインフルエンザ等の呼吸器感染症が増える．高齢者の死亡には季節変動があり，冬の死亡率が最も高く，夏から秋にかけて死亡率が低くなる．インフルエンザの流行年では余分に冬の死亡が増え，インフルエンザ超過死亡と呼ばれる．

気象過敏症：　気温，湿度，気圧などに著しく体調が反応すること．ぜん息やリウマチ，神経痛などでみられるが，機序の不明な部分もある．

G　室 内 環 境

住居は外気との遮断により快適な環境を提供する役割を果たしてきた．

換気不十分と不完全燃焼による一酸化炭素中毒は最も注意のいるものの 1 つであり，七輪や火鉢など炭を使うものや不具合のあるガス器具の屋内使用で起こっている．新築の家などで起こるシックハウス症候群は，塗装などに使われたホルムアルデヒドなどの揮発性有機化合物（VOC：volatile organic compounds）が原因とされている．VOC などの室内空気汚染物質の濃度指針を〈**表 4.3**〉に示す．

〈表 4.3〉室内空気汚染物質の室内濃度指針値（平成 31 年 1 月）

揮発性有機化合物	毒性指標	室内濃度指針値[*1]
ホルムアルデヒド	ヒト吸入曝露における鼻咽頭粘膜への刺激	100μg/m³ (0.08 ppm)
トルエン	ヒト吸入曝露における神経行動機能および生殖発生への影響	260μg/m³ (0.07 ppm)
キシレン	妊娠ラット吸入曝露における出生児の中枢神経系発達への影響	870μg/m³ (0.20 ppm)
パラジクロロベンゼン	ビーグル犬経口曝露における肝臓および腎臓等への影響	240μg/m³ (0.04 ppm)
エチルベンゼン	マウスおよびラット吸入曝露における肝臓および腎臓への影響	3800μg/m³ (0.88 ppm)
スチレン	ラット吸入曝露における脳や肝臓への影響	220μg/m³ (0.05 ppm)
クロルピリホス	母ラット経口曝露における新生児の神経発達への影響および新生児脳への形態学的影響	1μg/m³ (0.07 ppb) ただし, 小児の場合は, 0.1μg/m³ (0.007 ppb)
フタル酸ジ -n- ブチル	母ラット経口曝露における新生児の生殖器の構造異常等の影響	17μg/m³ (1.5 ppb)
テトラデカン	C₃-C₁₆ 混合物のラット経口曝露における肝臓への影響	330μg/m³ (0.04 ppm)
フタル酸ジ -2- エチルヘキシル	ラット経口曝露における精巣への病理組織学的影響	100μg/m³ (6.3 ppb)[*2]
ダイアジノン	ラット吸入曝露における血漿および赤血球コリンエステラーゼ活性への影響	029μg/m³ (0.02 ppm)
アセトアルデヒド	ラットの経気道曝露における鼻腔嗅覚上皮への影響	48μg/m³ (0.03 ppm)
フェノブカルブ	ラットの経口曝露におけるコリンエステラーゼ活性などへの影響	33μg/m³ (3.8 ppb)

資料：厚生労働省医薬食品局調べ
* 1　両単位の換算は，25℃ の場合による．
* 2　フタル酸ジ -2- エチルヘキシルの蒸気圧については 1.3 × 10⁻⁵ Pa (25℃) 〜8.6 × 10⁻⁴ Pa (20℃) など多数の文献値があり，これらの換算濃度はそれぞれ 0.12〜8.5 ppb 相当である．

換気：　必要換気量は通常（一酸化炭素や VOC などの有害な成分を考慮しなくてよい場合）CO_2 濃度が許容濃度である 0.1％を超えないように部屋の広さや用途（収容人数など）から計算される．成人 1 人当たりの必要換気量は約 30 m³/ 時 とされている．

学校環境衛生基準では教室の二酸化炭素濃度は 1,500 ppm（0.15％）を超えないように換気することが望ましいとされる．

H　水

水は生命の維持に最も必要な物質の 1 つである．農業用水や飲料水の確保はローマの水道の例に見るように，古代より重要な課題であり，近現代で主要な国での上下水道が整備されてきた．

日本でも重要な疾患であったコレラ，赤痢，腸チフスなどの水系伝染病は水道普及率の上昇とともに激減したとされ〈**図 4.4**〉，これらの疾患が今でも多い開発途上国では安全な水の供給が重要な課題となっている．

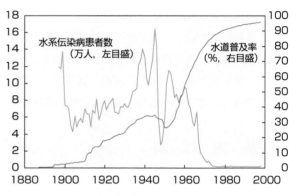

〈図 4.4〉水道普及率と水系伝染病患者数の推移

資料：厚生労働省健康局水道課調べ
（「国民衛生の動向 2021/2022」）

a）上　　水

水源：　水道水の原水としては，ダム水 47.9％，河川水 25.4％，井戸水 19.1％でダム水の役割が大きくなっている（令和 2 年度末）．日本の水道普及率は高く，令和 2 年度末で 98.1％である．

浄水処理：　浄水場は沈澱，ろ過，塩素消毒の順で浄水が行われる．ろ過の方法として緩速ろ過と急速ろ過があり，緩速ろ過は好気性微生物を含んだ砂礫層でゆっくりろ過する方法で，原水が良質である必要があるが，生物ろ過膜により有機物や微生物のほとんどを除去で

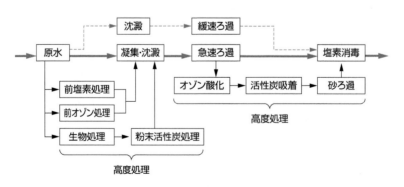

・オゾンは殺菌，脱臭，脱色，漂白効果が強く，水中でハイドロキシラジカル（・OH）を生じ，有機物，無機物を酸化分解する．
・活性炭は種々の有害物質を吸着して除去するのに有用である．紫外線は DNA 損傷作用により殺菌効果を持つ．

〈図 4.5〉浄水処理プロセスの一般的構成

きる．急速ろ過は硫酸アルミニウム，ポリ塩化アルミニウムなどの凝集剤を用いて汚濁物質を吸着沈澱させ，ろ過槽で短時間でろ過する方法で，比較的狭い面積で大量の水の処理ができるため都市部でよく使われている．

　高度浄水処理：　原水の汚染が高度である場合にはさらに高度浄水処理が加えられる．オゾン処理，活性炭処理，紫外線処理などが単独あるいは組み合わせて使われる〈**図4.5**〉．

　水質基準：　水道法の中で水道水に必要な基準として次の6つを挙げている．①病原生物に汚染され，または病原生物に汚染されたことを疑わせるような生物もしくは物質を含むものでない．②シアン，水銀その他の有毒物質を含まない．③銅，鉄，フッ素，フェノールその他の物質をその許容量を超えて含まない．④異常な酸性またはアルカリ性を呈しない．⑤異常な臭味がない（ただし，消毒による臭味を除く）．⑥外観は，ほとんど無色透明である．具体的な水質基準については厚生労働省令で定めている〈**表4.4**〉．一般細菌（環境中に存在する無害な菌）のある程度の存在は許容して，大腸菌が検出されてはならないのは，大腸菌の存在がヒトや家畜のし尿による汚染があり，消毒が不十分であることを示しているからで

〈表4.4〉**水道水の水質基準**（令和2年4月1日施行）

	項　目	基準値		項　目	基準値
1	一般細菌	100個 / mL 以下	26	臭素酸	0.01 mg/L 以下
2	大腸菌	不検出	27	総トリハロメタン*1	0.1 mg/L 以下
3	カドミウムおよびその化合物	0.003 mg/L 以下	28	トリクロロ酢酸	0.03 mg/L 以下
4	水銀およびその化合物	0.0005 mg/L 以下	29	ブロモジクロロメタン	0.03 mg/L 以下
5	セレンおよびその化合物	0.01 mg/L 以下	30	ブロモホルム	0.09 mg/L 以下
6	鉛およびその化合物	0.01 mg/L 以下	31	ホルムアルデヒド	0.08 mg/L 以下
7	ヒ素およびその化合物	0.01 mg/L 以下	32	亜鉛およびその化合物	1.0 mg/L 以下
8	六価クロムおよびその化合物	0.02 mg/L 以下	33	アルミニウムおよびその化合物	0.2 mg/L 以下
9	亜硝酸態窒素	0.04 mg/L 以下	34	鉄およびその化合物	0.3 mg/L 以下
10	シアン化物イオンおよび塩化シアン	0.01 mg/L 以下	35	銅およびその化合物	1.0 mg/L 以下
			36	ナトリウムおよびその化合物	200 mg/L 以下
11	硝酸態窒素および亜硝酸態窒素	10 mg/L 以下	37	マンガンおよびその化合物	0.05 mg/L 以下
12	フッ素およびその化合物	0.8 mg/L 以下	38	塩化物イオン	200 mg/L 以下
13	ホウ素およびその化合物	1.0 mg/L 以下	39	カルシウム，マグネシウム等（硬度）	300 mg/L 以下
14	四塩化炭素	0.002 mg/L 以下			
15	1,4-ジオキサン	0.05 mg/L 以下	40	蒸発残留物	500 mg/L 以下
16	シス-1,2-ジクロロエチレンおよびトランス-1,2-ジクロロエチレン	0.04 mg/L 以下	41	陰イオン界面活性剤	0.2 mg/L 以下
			42	ジェオスミン*2	0.00001 mg/L 以下
17	ジクロロメタン	0.02 mg/L 以下	43	2-メチルイソボルネオール*3	0.00001 mg/L 以下
18	テトラクロロエチレン	0.01 mg/L 以下	44	非イオン界面活性剤	0.02 mg/L 以下
19	トリクロロエチレン	0.01 mg/L 以下	45	フェノール類	0.005 mg/L 以下
20	ベンゼン	0.01 mg/L 以下	46	有機物（全有機炭素（TOC）の量）	3 mg/L 以下
21	塩素酸	0.6 mg/L 以下	47	pH 値	5.8以上8.6以下
22	クロロ酢酸	0.02 mg/L 以下	48	味	異常でないこと
23	クロロホルム	0.06 mg/L 以下	49	臭気	異常でないこと
24	ジクロロ酢酸	0.03 mg/L 以下	50	色度	5 度以下
25	ジブロモクロロメタン	0.1 mg/L 以下	51	濁度	2 度以下

*1　クロロホルム，ジブロモクロロメタン，ブロモジクロロメタンおよびブロモホルムのそれぞれの濃度の和
*2　正式名（4S，4aS，8aR）-オクタヒドロ-4,8a-ジメチルナフタレン-4a（2H）-オール
*3　正式名 1,2,7,7-テトラメチルビシクロ［2,2,1］ヘプタン-2-オール

ある．総トリハロメタンは発がん性が強く，検出されないことが望ましいが，有機物を含む原水を塩素消毒する過程で必然的に生成される．

　水道水の消毒には塩素や塩素化合物が用いられる．塩素は水に溶けて強い殺菌力を持つ遊離残留塩素の次亜塩素酸（HClO），次亜塩素酸イオン（ClO⁻）とそれより弱い殺菌力の結合型残留塩素であるモノクロラミン（NH₂Cl），ジクロラミン（NHCl₂）を生じる．近年，クリプトスポリジウムなど塩素耐性病原性微生物が問題となり，ろ過あるいは紫外線照射などの追加の処理が必要となっている．

　福島の第一原子力発電所の事故を受けて，飲料水の放射性セシウム（¹³⁴Cs および ¹³⁷Cs）の目標値を 10 Bq/kg 以下とすることとなった．

b）下　　水

　江戸時代，し尿は近隣の農家に肥料として買い取られる資源であった．化学肥料が主流になった現在ではし尿は廃棄物と化している．水系感染，経口感染の原因となる腸管内の病原体を含むため，そのまま河川等へ排出することができず，汚水処理をして下水等へ流さなければならない．

　汚水処理施設としては下水道の他，農業集落排水施設等，浄化槽等の区分があり令和2年度末での汚水処理人口は 92.1%（下水道は 80.1%）に達しているが，人口規模百万人以上の都市での処理人口が 99.7%なのに対し，5万人未満の市町村では 81.9%でまだ未処理人口が多く残されている．

　生活排水：　家庭での炊事，風呂，洗濯などから生じる排水で，し尿を除いたものは生活雑排水と呼ばれる．生活排水には中性洗剤などの成分よりリンや窒素が多く含まれ，通常の下水処理では完全に除去しきれず，それが流れ込むことで湖沼や海の富栄養化を起こし，植物プランクトンの異常な増加による赤潮をもたらすことなどが問題となる．

　下水処理：　し尿や生活雑排水は下水管を通して下水処理場へ送られる．二次処理には処理速度が速く処理水質も比較的良い活性汚泥法がよく用いられる．その他には生体膜を使ってろ過する散水ろ床法や嫌気性菌を用いる嫌気性消化法などがある．嫌気性消化法は汚泥の発生が軽減され，発生するメタンが利用できることから再注目されている．嫌気性処理と好気性処理の利点を兼ね備えた嫌気好気ろ床法なども近年は用いられている〈図 4.6〉．

　高度下水処理：　近年は水環境のさらなる改善を目指し下水の高度処理（三次処理）がなされ，再利用可能な水が作られている．通常の下水処理では処理しきれていない窒素やリン

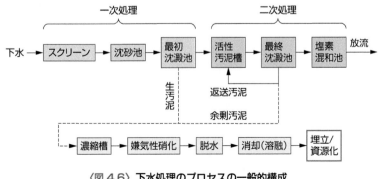

〈図 4.6〉下水処理のプロセスの一般的構成

化合物を取り除くことがその主たる目的である．平成 27 年度末での日本の高度処理人口普及率は 45.6％で徐々に増加しているが，80％以上のドイツ，オランダ，スウェーデンなどに比べると低い．ただし琵琶湖の汚染対策に取り組んでいる滋賀県の率は 91.1％と高い．

　下水の再利用：　高度処理された再生水は雨水などとともに「中水」として都市のトイレ用水等に使われている．また下水汚泥は建設資材や肥料に用いられ，令和元年度末での下水汚泥リサイクル率は 75％である．処理過程で発生する可燃性ガス（CH_4 など）を用いて発電，ヒートポンプなどのエネルギー資源として利用される．

　水質汚濁指標：　下水の水質汚濁の一因は，下水に含まれるさまざまな有機物であり，有機物を燃やすために必要な酸素の量が汚濁の指標となる．COD（chemical oxygen demand）は化学的な処理による酸素要求量で，BOD（biochemical oxygen demand）は微生物を用いた酸素要求量であり，河川（BOD），湖沼や海（COD）の水質指標にも用いられる．その他の水質汚濁指標としては，色，臭気，pH，浮遊物質（SS：suspended solid），溶存酸素（DO：dissolved oxygen），アンモニア性窒素，大腸菌群などがある．

｜　廃 棄 物 処 理

　廃棄物処理法では一般廃棄物と産業廃棄物を区分し，一般廃棄物の処理責任は市町村に，産業廃棄物の処理責任を事業主に負わせている．し尿は一般廃棄物であるが，下水処理場から排出される下水汚泥は産業廃棄物として計上される．

　ダイオキシンが社会的問題になって以降，ゴミの分別収集等が徹底されるようになり，一般廃棄物のリサイクル率（総資源化量÷ゴミ総排出量）は平成元年度の 4.5％から平成 19 年度の 20.3％と大きく増加したが，近年はほぼ横ばいで，平成 29 年度で 20.2％であった．ゴミの軽量化の意識は進み，一般廃棄物の 1 人 1 日当たりの排出量は平成 13 年度の 1,180 g から令和元年度の 918 g へ 24.3％ も減少している．

　環境を維持しながら発展を目指すとする持続可能な開発目標（SDGs: Sustainable Development Goals）の実現のためには，廃棄物の適正な処理は重要な課題である．資源の枯渇を防ぎ，環境の破壊を最小にするには，資源の消費を抑制し，環境への不可を低減する循環型社会（recycle-based society）の構築が必要とされ，その中身は廃棄物の減量（reduce），再使用（reuse），再生利用（recycle）の 3R が中心となる．（近年は拒否（refuse）と修繕（repair）を加えて 5R とすることもある）．リサイクル関連の法律には，容器包装リサイクル法，家電リサイクル法，建設リサイクル法，食品リサイクル法，自動車リサイクル法などがある．

〈図 4.7〉（左）バイオハザードマーク（感染性廃棄物の目印）と
（右）放射能マーク（放射性物質に対する標識）

　医療機関で出るゴミの中で患者の血液や体液，排泄物等で汚染された可能性のあるものは感染性廃棄物として扱われる．バイオハザードマーク〈図 4.7〉を付けて処理され，マークの色で区別される．黄色は針やメスなどの鋭利な廃棄物，橙は血液などが付着した固形物，赤は血液，体液等の液状，泥状の廃棄物と色分けされている．

　放射性廃棄物：　放射性同位元素を含む廃棄物をいう．許容濃度を超えるものは標識〈図 4.7〉を付けて保管する義務がある．医療機関で出るものは放射線障害防止法や医療法で規定されていて，日本アイソトープ協会で一括して保管・処理されている．現在膨大になった放射性廃棄物の負荷を軽減するために，クリアランス制度を導入して，再利用なども可能な仕組みを作りつつある．

5. 環境汚染と公害

　環境汚染は，人口の増加と産業活動に伴って進行し続けてきた．現代では，人間の生活がもたらす環境汚染の影響は，ある一定の地域にとどまらず，地球全体にまで及んできている．近年の環境問題は健康・生活環境への被害と自然環境の破壊を同時にもたらすものが多くなっており，深刻化した環境汚染問題を食い止めるために，環境保全に関する国際的な規制も強化されている．

　この章では，環境汚染・公害が及ぼすわれわれの健康への悪影響にはどのようなものがあるか，また人の健康の保護または生活環境の保全のためにどのような取り組みがなされているかについて考えてみよう．

A　有害環境と健康障害

　大気や水環境中の有害物質は，呼吸器（経気道）・皮膚（経皮）・消化器（経口）の3つの経路によって生体内に取り込まれ，健康障害を引き起こす．また騒音，振動など物理的な有害環境因子も，その負荷量が多くなるほど生体に及ぼす悪影響が強くなる．典型的な有害環境とその健康影響には次のようなものがある．

a）大気汚染

　石炭・石油による大気汚染：　大気汚染は，石炭の燃焼により排出される黒いばい煙が初めに問題となった．その後，燃料が石炭から石油に変わると，工場や火力発電所から無色の亜硫酸ガス（二酸化硫黄，SO_2）が多量に排出されるようになり，慢性気管支炎やぜん息が多発する原因となった．工場や自動車からの排出規制が行われ，石油から硫黄分を除去する方法（排煙脱硫装置）が開発されたため，わが国での亜硫酸ガスによる汚染は著しく改善された．この化石燃料の燃焼による，亜硫酸ガスやばい煙を主とする大気汚染を還元型大気汚染と呼ぶ．この型の大気汚染は，汚染物質の上昇拡散が起こりにくい時季に多発する〈**図5.1**，**表5.1**〉．

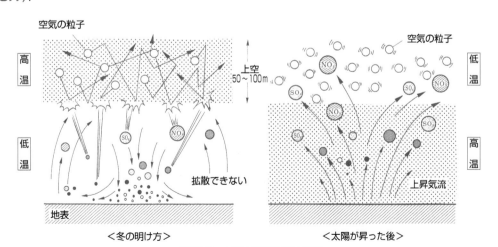

〈図5.1〉大気中汚染物質の拡散

〈表5.1〉 主な大気汚染物質のまとめ

二酸化硫黄（SO₂）	石油，石炭等の燃焼の際に硫黄が酸化されて発生．高濃度で呼吸器に影響を及ぼし酸性雨の原因物質ともなる．
二酸化窒素（NO₂）	光化学オキシダントや酸性雨の原因物質．自動車の排気ガスや工場のボイラー等から発生し，高濃度では呼吸器に影響を及ぼす．
一酸化炭素（CO）	炭素化合物の不完全燃焼等により発生．自動車からも排出される．体内に取り込まれると血液中のヘモグロビンの酸素運搬能を阻害する．
光化学オキシダント	窒素酸化物や揮発性有機化合物が光化学反応を起こして生成され，光化学スモッグ発生の原因となる．粘膜刺激作用，呼吸器への影響があり農作物など植物にも被害を及ぼす．
浮遊粒子状物質（SPM）	大気中に浮遊する粒子状物質のうち，粒径 10 μm 以下のものをさす．自動車排ガスや工場のばい煙等から発生，肺や気管などに沈着して呼吸器に影響を及ぼす．
ベンゼン	化学工業製品の合成原料など幅広く使用されているほか，ガソリン中にも微量に含まれ，高濃度曝露下ではヒトに対する発がん性（白血病など）が認められている．

わが国では上記 6 物質のほかに，微小粒子状物質(PM₂.₅)，発がん性や中枢神経毒性などを有するトリクロロエチレン，テトラクロロエチレン，ジクロロメタン，ダイオキシン類についても大気汚染に係る環境基準が告示されている．
（「国民衛生の動向 2021/2022」）

自動車排ガスによる大気汚染： 自動車の排気ガスに含まれる窒素酸化物（NOx）や，炭化水素（CₘHₙ）を主とする揮発性有機化合物（VOC：volatile organic compounds）は，太陽光の作用で光化学反応を起こし，オゾン，パーオキシアセチルナイトレート（PAN：peroxyacetylnitrate），アルデヒド等のオキシダントを生成する．オキシダントは酸化力の強いものの総称であり，眼や鼻の粘膜を刺激し，高濃度では気道にも障害を起こす．オゾンを主とした光化学オキシダントは，晴れて風が弱く紫外線の強い夏の日中によく発生する．窒素酸化物や炭化水素類，オキシダントを含めて自動車排ガス等を主な原因とする光化学スモッグを，酸化型大気汚染ともいう．

自動車の排気ガスには一酸化炭素（CO）も多く含まれ，気中濃度が高くなると血液中のヘモグロビンの酸素運搬能を阻害し，息ぎれ，頭痛，めまい，悪心などの症状が現れる．また，ディーゼルエンジン車から排出されるディーゼル排気粒子（DEP）は，発がん性や気管支喘息・花粉症などのアレルギー性疾患とのかかわりが指摘されている．わが国では，これら自動車から排出される一酸化炭素，炭化水素，窒素酸化物等の有害物質については，自動車排ガス測定局により常時監視測定し，排出ガス対策の充実強化を進めている．

粒子状物質による大気汚染： 大気中の粒子状物質には浮遊粉塵と降下ばい塵とがある．浮遊粒子状物質（SPM）は，浮遊粉塵のうち粒径が 10 μm 以下のものを指し，工場のボイラーや自動車排ガスなどから発生し，大気中に長時間滞留した後，肺や気管などに沈着して慢性気管支炎，喘息，肺がんなどの原因となる．SPM の中でも特に粒径の小さい微小粒子状物質である PM₂.₅（粒径が 2.5 μm 以下）は，肺の深部まで達し蓄積されやすいため，呼吸器への影響が大きく，循環器系にも障害を及ぼすといわれている．わが国では全国 1,000 か所以上で常時監視が続けられ，環境基準の達成状況は徐々に改善傾向がみられるが，東アジア大陸からの越境大気汚染による影響もあり，環境基準未達成の地域もまだ残っている．

その他の大気汚染： 石綿（アスベスト）粉塵は，1970 年代頃まで建物や製品などに幅広く大量に使われていたが，肺がんなどの重篤な健康被害が顕在化したため，製造や使用が禁止された．石綿への曝露から肺がんや悪性中皮腫が発症するまでの潜伏期間は 15 ～ 40 年と非常に長く，因果関係の立証も困難であり，2006（平成 18）年に被害者の迅速な救済を目的として「石綿による健康被害の救済に関する法律」が施行された．周辺住民に健康被

害が発生したとされるアスベスト製品製造工場の旧所在地や建築物解体現場，廃棄物処理施設の周辺などを中心に，全国で大気環境中のアスベスト濃度が継続的に測定されている.

　ベンゼンは，有害性・揮発性が高く，高濃度になると再生不良貧血や白血病を引き起こすため，国内では溶剤としての利用は原則禁止されている. ガソリン中に微量に含まれるため，1997（平成9）年より大気環境測定が実施されている. トリクロロエチレンおよびテトラクロロエチレンは，ドライクリーニング工場や半導体製造工場などが排出源となり，慢性的に曝露されると神経系や肝・腎機能の障害を引き起こすおそれがある. また，化学工業製品の洗浄や塗料の剥離に用いられるジクロロメタンは，動物実験で発がん性が報告されており，大気中に蒸発しやすく，人に麻酔作用や中枢神経系抑制作用を及ぼす. これらの有機溶剤は大気中濃度が定期的に計測されており，環境基準の達成率は近年ほぼ100%に達している.

b）水 質 汚 濁

　本来河川や湖沼・海洋では，沈澱，拡散，吸着や酸化分解などの作用により，水の浄化が自然に行われている. ところが，生活排水や農・畜産業，鉱・工業から出る汚染物質が自然の浄化能力の限界を超えて流入したことが，水質汚濁を招いた.

　病原微生物を含むし尿の流入は，人に水系伝染病の流行を引き起こすことがあり，また，産業廃水や農薬中の難分解性の毒性物質（重金属，PCB等）は，農作物や魚介類を介した食物連鎖により生物濃縮され，人体に重大な健康障害を引き起こす. 洗剤や肥料，有機物に多く含まれる窒素やリンは，湖沼や内海など閉鎖水域の富栄養化の一因となり，赤潮やアオコを発生させ，漁業に被害を与える. そのほか，鉱・工業廃水中の有害物質による土壌汚染が農作物に被害をもたらしたり，有機物の多い廃水では，水中の酸素が減り，嫌気性生物が増えてメタンガスが発生し，悪臭の原因ともなっている.

　わが国の水質汚濁に係る環境基準（水質環境基準）は，人の健康の保護に関する基準と生活環境の保全に関する基準に大別され，後者は河川・湖沼などの水域別に利用目的に応じた基準が設定されている. カドミウム・水銀・シアンなどの人の健康に有害な物質については，ほぼ環境基準が達成されているが，生活雑排水が主な原因と考えられるBOD，COD（4章，p.29参照）等については，望ましい状況に達していない湖沼や海域が数多く残されている.

c）騒 　 音

　騒音は，日常生活の会話や電話の音声を聞き取りにくくさせる上，注意力をそぎ，作業の能率を低下させる. さらに過度な騒音では聴力損失を来すほか，血圧の上昇，発汗の増加，胃液分泌の減少などの身体的反応を引き起こし，頭重感，頭痛，疲労感，食欲不振，睡眠障害等の全身影響が現れる.

　騒音の大きさは物理的な音の強弱（物理量：音圧レベル）に対する人の感覚の大小である感覚量，すなわち騒音レベルで示される（4章B. a）参照）. 公害問題としては，不快感や睡眠・会話妨害などの生活妨害として訴えられる場合が多く，心理的・物理的要因により左右される感覚公害であり，年間の各種公害苦情件数の中でも大きな比重を占めている.

d）振 　 動

　振動は通常，騒音に伴って生じることが多く，建設工事や交通機関による地盤の振動により，全身的な障害が発現する. 不快感や睡眠妨害などの不定愁訴，吐き気，めまいなどの平衡障害，消化器・循環器障害，女性では月経障害が認められることがある. また，くい打機

のように大きな振動を発生するものに隣接する家屋では，壁や床にヒビが入る，建付けが狂うなどの物的被害が生じる場合もある．

地盤振動とは別に，耳には音として聞こえない程度の低周波の空気振動が，不快感や咽喉頭部に圧迫感を与えたり睡眠妨害をもたらすことがある．ジェット機のエンジンや高速道路，列車のトンネル付近から発生するほか，冷凍庫やエアコンのコンプレッサーなども発生源となり，工場・事業場や風力発電施設等に隣接する地域で問題となっている．

e）悪　　臭

悪臭の原因となる物質は多いが，アンモニアやメチルメルカプタンなどとくに人に不快感や嫌悪感を与える物質については，悪臭防止法により排出基準と規制地域が指定されている．人の嗅覚は大気中の悪臭原因物質の量が数 ppb（10 億分の 1）でも感知することができ，複数の原因物質が混在すると，個々の物質として存在する場合より強いにおいとして感じられることがある．気になる，不快である，という程度の愁訴から，頭痛や吐き気といった具体的症状を訴える場合もある．

わが国では悪臭防止対策の強化のため，排出水に関わる臭気指数規制基準が定められ，臭気測定業務従事者（臭気判定士）制度が法律的に規定された（2000 年）．世界的にも，国際標準化機構（ISO）による嗅覚測定法の規格化が進められている．

f）土　壌　汚　染

本来土壌は自然に浄化される作用があるものだが，自浄能力の限界を超えた量の物質や分解されにくい物質が混入すると，有害物質の蓄積により悪臭が発生したり，地下水汚染や農作物等への悪影響が生じる．土壌汚染は，生活廃棄物，産業廃棄物，農薬散布が原因となったり，廃水中の汚濁物質や大気汚染物質が流入・蓄積することにより引き起こされる．

カドミウム，ヒ素，水銀といった重金属類は残留性が高く，生体に対する毒性が強いので，農用地では基準値が定められている．また，人工的に合成された PCB，ダイオキシンなどの有機塩素化合物，ベンゼンやトリクロロエチレンなどの揮発性有機化合物，その他作物や土壌中への残留性が高い除草剤・農薬類は，使用禁止を含む厳しい規制がなされている．

g）地　盤　沈　下

地盤沈下は，地下水の大量な汲み上げや，天然ガスや鉱石の大量採取・採掘により，地下の粘土層が収縮して生じる．地盤沈下を予想することは困難で，また，一度沈下した地盤の回復はほとんど望めない．他の公害とは異なり，地盤沈下が直接健康に害を及ぼすことはないが，建造物や港湾施設，農地に被害をもたらしたり，大雨や高潮時の浸水による災害を助長したりする．地盤沈下対策としては，地下水や地下資源の利用の規制と代替源の確保が重要である．

B　公　　　害

a）公害の定義と特徴

事業活動などにより広範囲に発生する人の健康または生活環境に関わる被害のことを公害といい，A の a）〜g）で取り上げた大気汚染，水質汚濁，土壌汚染，騒音，振動，悪臭，地盤沈下の 7 つが典型 7 公害とされている．第二次世界大戦後，重化学工業を中心に高度経済

成長をとげたわが国では，一方では深刻な公害被害がもたらされた．

公害は，ヒト以外の動植物にも影響が及び，被害が継続的で地域的な広がりがある．また被害者が不特定多数であり，因果関係を明らかにするのは難しいことが多い．公害による健康障害は慢性型をとることが多く，特異的な治療法が少ないため，予防が第一である．公害に対して生体が適応していく現象がみられるが，逆にすでに疾患を抱える者には影響が強く現れやすい．

b）公害の始まりと変遷

農業による生態系の破壊： 人類が農耕を始めるようになると，森林が伐採され，地球の生態系のバランスを崩す第一歩となった．農薬が使われるようになると，自然水域の汚染とともに，牧草を通じての家畜の汚染，残留農薬による食物の汚染がもたらされた．DDT（ジクロロジフェニルトリクロロエタン）やBHC（ベンゼンヘキサクロリド）など有機塩素化合物系の強力な殺虫剤は，残留性が高く，生物濃縮が繰り返されることにより，ヒトをはじめ多くの動植物の生存に深刻な有害影響を及ぼしてきた．現在ではこれらの残留効果の強い農薬は，わが国を含め各国で使用が禁止されている．

鉱・工業による環境汚染： 鉱山開発に伴って，大量の鉱さいが河川を汚し，下流の田畑や漁業に被害をもたらした．日本では，江戸時代の別子銅山鉱毒事件（愛媛県），明治時代の足尾銅山鉱毒事件（栃木県）が有名である．

さらにわが国の戦後の工業復興期には，重化学工業が各地で盛んとなり，労働災害や職業病が頻発した上，工場の廃棄汚染物による地域住民の公害健康被害が多発した．20世紀より世界的に発展した石油化学工業により，合成繊維，合成ゴム，プラスチックをはじめとした新物質が次々と作り出され，廃棄物処理問題を引き起こすとともに，大量の二酸化炭素や有害ガスが排出され，地球規模の温室効果や大気汚染をもたらすことになった．

c）わが国における主な公害事件

わが国の公害に関わる紛争事件のうち，次のものは5大公害訴訟として社会の注目を集めた〈図5.2〉．これらの公害裁判では，いずれも被害地域の住民側が勝訴したが，未認定患者の問題などがいまだ尾をひいている．

四日市公害： 三重県四日市市内の石油コンビナートが排出する，二酸化硫黄を多く含んだ煙が原因で，地域住民に1962年頃から気管支ぜん息や慢性気管支炎，肺気腫が多発した．被害者はとくに小学生・幼児と50歳以上の中高年齢層に多く，最終的に認定された患者は2,200人にのぼった．

なお同時期に，神奈川県川崎市でも，京浜工業地帯の石油化学コンビナートから放出された硫黄酸化物類が原因となり，周辺住民に気管支炎患者が多発した．

イタイイタイ病： 第二次世界大戦中より鉱業排水中のカドミウムが米に蓄積され，これを長期にわたり摂取した富山県神通川流域の住民に身体の圧痛，運動痛を伴う腎障害，骨軟化症が発生した．妊娠や授乳，内分泌の変調，カルシウム不足がカドミウム中毒症の誘因となったため，とくに多産婦が犠牲となった．これまでに計200人が患者として認定されている．

イタイイタイ病には栄養不足や過重労働が関連するなど，その疾病像，発症機序にはなお不明な点があり，環境省ではカドミウムの健康影響に関する総合的研究班を設置し，調査研究を継続している．

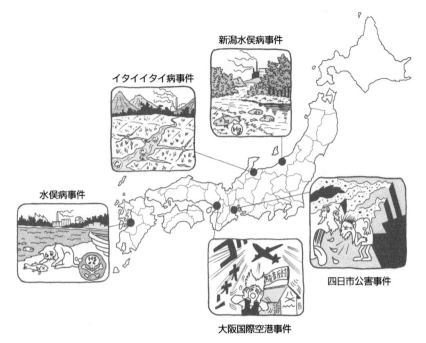

新潟水俣病事件

イタイイタイ病事件

水俣病事件

大阪国際空港事件

四日市公害事件

〈図5.2〉5大公害訴訟事件

水俣病：　工場排水に由来する有機水銀（メチル水銀）が生物濃縮された魚を，長期にわたり多量に食べたことにより，地域住民に四肢の感覚障害，運動失調，平衡機能障害，視野狭窄などを伴う中枢神経系の疾患（ハンター・ラッセル症候群）が多発した．また，有機水銀が妊婦の胎盤から胎児に移行したことにより，生まれた子どもに知能・発育障害，運動機能障害が現れる胎児性水俣病も発見された．最初に発見された熊本県水俣湾周辺の地名をとって一般的に「水俣病」と呼んでおり，新潟県阿賀野川流域で発生が確認されたものは新潟水俣病または第2水俣病と呼ばれている．熊本県では1956（昭和31）年に，新潟県では1965（昭和40）年に患者が公式に確認され，認定された患者の総数は2021（令和3）年3月末現在で2,999人（うち新潟716人）にのぼっている．

　水俣病は，認定を求める者の申請が相当数継続していたことや，損害賠償の起訴が多数あったことなど，依然として大きな社会問題となっていた．水俣病とは認められない「未認定」患者の救済を掲げ，2009（平成21）年には「水俣病被害者の救済及び水俣病問題に関する特別措置法」が成立した．

　大阪国際空港事件：　大阪空港周辺の地域住民が，1969年，空港の設置管理者である国を相手どり，騒音公害に対する損害賠償と航空機発着の夜間差止めを求めて提訴した．過去の損害については国に対して賠償請求が認められるとともに，行政指導により午後9時以降の航空機の発着が禁止されることとなった．1984年に和解が成立した．

　その他の公害事件：　5大公害訴訟以外の日本における公害事件として慢性ヒ素中毒症がある．これは，宮崎県土呂久および島根県笹ケ谷地区において，鉱山から排出された亜ヒ酸が原因となって，地域住民に黒皮症，皮膚がん，慢性気管支炎，鼻中隔穿孔，多発性神経炎などをともなう慢性ヒ素中毒症が発見されたもので，それぞれ1973年，1974年に「公害健康被害者に対する救済法」（現「公害健康被害補償法」）の適用を受けた．

> ほかに大気汚染を原因とした公害訴訟として，1988年に兵庫県尼崎市住民が国・阪神高速道路公団・企業を被告として訴えた事件があり，移動発生源による浮遊粒子状物質と沿道住民の健康被害の因果関係が判決により認められた。

d）公害防止対策

　　わが国では，公害対策基本法（1967（昭和42）年制定）に基づき典型7公害に関する環境基準が定められ，特定の事業場の排出物質には排出基準が設定された．1971（昭和46）年に発足した環境庁が2001（平成13）年に環境省へと昇格し，1993（平成5）年の環境基本法の制定にともない，国内の公害規制を中心とした従来の公害対策基本法は廃止され，地球環境時代に対応した環境政策がすすめられている．環境基本法に基づき政府は，大気汚染，水質汚濁，土壌汚染，騒音に係る環境上の条件について，人の健康を保護し，生活環境を保全する上で維持されることが望ましい環境基準を設定している〈**表5.2**〉．

　　わが国では，公害健康被害補償法（1974（昭和49）年施行）に基づき，著しい大気汚染により慢性気管支炎，気管支ぜん息，肺気腫などが多発した地域の被害者と，汚染原因物質との関係が明らかとなっている水俣病，イタイイタイ病，慢性ヒ素中毒の被害者は，汚染原因者負担の原則を基本とした迅速・公正な保護と補償が受けられる．

C　地球環境と最近の環境問題

a）都市環境問題

　　人口が集中する都市の特徴の1つとして，騒音や振動，大気汚染，交通事故，住宅問題などに代表される環境の悪化が挙げられる．人口の密集に加え，工場地域や交通機関と住宅地が近接していることが，これらの問題を大きくしている．

　　都市の気候：　産業活動や生活（主に冷房），交通などの排熱により，都市部では気温が郊

〈表5.2〉人の健康や生活環境を守るための環境基準

公害の種類	環境基準の名称	概要（設定物質等）
大気汚染	大気汚染に係る環境基準	大気汚染に係る環境基準 ・二酸化硫黄（SO_2），一酸化炭素（CO），浮遊粒子状物質（SPM），微小粒子状物質（$PM_{2.5}$），二酸化窒素（NO_2），光化学オキシダント（O_x）
		有害大気汚染物質に係る環境基準 ・ベンゼン，トリクロロエチレン，テトラクロロエチレン，ジクロロメタン
水質汚濁	水質汚濁に係る環境基準 （公共用水域，地下水）	人の健康の保護に関する環境基準 ・カドミウム，PCB，全シアン，鉛など 　全27項目（公共用水域），28項目（地下水）
		生活環境の保全に関する環境基準 ・河川，湖沼，海域のそれぞれについて，pH，生物化学的酸素要求量（BOD）または化学的酸素要求量（COD），浮遊物質量（SS），溶存酸素量（DO），大腸菌群数，全窒素，全燐，全亜鉛，$n-$ヘキサン抽出物質（海域のみ）など
騒音	騒音に係る環境基準	道路に面する地域以外，道路に面する地域，航空機，新幹線鉄道
大気・水質・土壌汚染	ダイオキシン類による大気の汚染，水質の汚濁及び土壌の汚染に係る環境基準 （ダイオキシン類対策特別措置法）	大気　0.6 pg-TEQ/m^3以下（年間平均値） 水質　1pg-TEQ/L以下（年間平均値） 水底の底質　150 pg-TEQ/g以下 土壌　1,000 pg-TEQ/g以下

（「図説国民衛生の動向 2021/2022」）

外に比べて高温になるヒートアイランド現象が認められている．産生された多量の熱が太陽光線とともに建造物に吸収され，高層の密集した建物が風をさえぎり熱の放散を妨げるため，真夏日や熱帯夜が都市で長期化している．省エネルギーによる人工排熱の抑制，緑地化や水辺の整備による緩和策を押しすすめることが急務となっている．

　都市の住宅問題：　わが国の都市では住宅がきわめて狭い上，隣家と近接しているため，住宅内でのプライバシーの欠如が心理的不安感を引き起こし，騒音や不快な臭気が精神的不調や近隣トラブルを招くといった弊害が現れている．大都市では近隣騒音や悪臭の苦情，高層住宅増加による日照権問題が住民間で紛争となっている一方，地方都市ではほかに，放置された空き家の倒壊や建材・ごみの飛散等への対応策も求められるようになった．

　家屋や建物の新建材に利用される接着剤や塗料に含まれる有機溶剤や揮発性有機化合物が主な原因となり，住民に倦怠感・めまい・頭痛・湿疹・のどの痛み・呼吸器疾患などの症状が現れるシックハウス症候群（4章，p.25参照）や真菌（カビ）の胞子などが原因となる夏型過敏性肺炎も一部で問題となっている．

b）地球規模の環境問題とその対策

　地球の温暖化：　人間の活動に伴い，大気中のCO_2，メタン，フロンなどの量が年々増加し，熱の放散が妨げられ，地球の平均気温が上昇している．これらのガスは地球から放射される赤外線を吸収して地表を暖める働きがあり，温室効果ガスという．国連の学術的な組織である気候変動に関する政府間パネル（IPCC）により，地球温暖化に関する最新の科学的知見が集約され，対策技術や政策の実現性およびその効果について定期的に評価と報告がなされている．地球温暖化の結果，植生や水資源，食糧生産への影響，熱波，マラリアなど動物媒介性感染症の分布域拡大によるヒトへの健康被害，さらに浸水被害増加などの影響が懸念されている．

　森林伐採と化石燃料の大量消費，および自動車の排気ガスが大気中の二酸化炭素を増加させた主な原因となっており，気候変動枠組条約の締約国により温暖化防止のための国際会議（COP）が1990年代初頭から毎年開催されている．1997（平成9）年には地球温暖化防止京都会議（COP3）が開催され，温室効果ガス排出量について法的拘束力を持った削減目標値等が定められた．しかし，地球温暖化防止に向けた主要国の足並みの乱れと利害の対立が表面化し，京都議定書の実効性に大きな課題が生じたため，2015（平成27）年に新たな国際的な枠組みとなるパリ協定が気候変動枠組条約締約国会議（COP21）において採択された．

　オゾン層の破壊：　成層圏のオゾン層は，太陽光線のうち有害な紫外線を吸収して，地球上の生物を保護している．かつて半導体や発泡スチロールの製造工程，冷蔵庫やエアコンの冷却剤やヘアスプレーに多用されたフロン（クロロフルオロカーボン類）は，地球の成層圏に達して分解されると，放出された塩素が触媒となって連鎖反応によりオゾン層を破壊した．破壊が進むと，地表に到達する紫外線が増加し，皮膚がん・白内障の発生や免疫機能低下，プランクトンの減少など人の健康や生態系に悪影響を及ぼすことが心配される．極地と高緯度地域の上空ではオゾン濃度が広範囲にわたって急激に低下しているオゾンホールの存在が明らかにされ，特に南極上空で顕著に現れ徐々に拡大していた．

　国際的なフロンガス排出規制は1980年代より速やかに始まり（ウィーン条約1985年，モントリオール議定書1987年），現在，オゾン破壊作用の強い特定フロンの生産は廃止さ

れた．これらの国際的な規制措置が功を奏したとみられ，現在はオゾンホールの縮小が確認されており，将来的には南極域のオゾンホールは消失するだろうと予測されている．

　酸性雨：　亜硫酸ガスや窒素酸化物が大気中を長時間漂ううちに酸化が進み，硫酸や硝酸となり雨に含まれるもので，pH（水素イオン濃度）5.6 以下の雨を酸性雨という．眼や喉に痛みが生じたり，湖沼の魚類の激減，植物への被害など生態系への影響が報告されているほか，遺跡・建造物への損害も心配されている．汚染された大気が風で運ばれることにより，発生源から数千 km も離れた他国にも被害をもたらし，国境を越えた国際的な問題になっている．

　めざましい経済発展を遂げている東アジア地域で，酸性雨とその原因物質の広域移送の問題が深刻になっており，東アジア酸性雨モニタリングネットワーク（EANET）のもとで，わが国を含めた 13 カ国が協力して監視と対策を強化している．

　砂漠化：　気候変動の影響ばかりでなく，大規模な畑地の開発や過放牧，商業的な森林の伐採により，雨期には山崩れが起こり，保水力が落ちた下流では洪水となる一方，上流では土地が乾燥して砂漠化が進行している．このような砂漠化は，アジア・アフリカのステップ地帯（乾燥・乾燥半湿潤地域）で特に問題となっており，干ばつ，砂嵐，土地劣化に伴う飢餓や難民増加などの深刻な影響を受けている．開発途上国が砂漠化に対処するため，国連砂漠化対処条約（1996 年発効）に基づき，締約した先進国が干ばつの影響を緩和するための技術協力や資金援助を行っている．

　海洋汚染：　海洋は地球の全表面積の 3/4 を占め，陸水域より大きな浄化力をもつが，人為的な直接投入や河川や大気経由による難分解性化学物質，有害重金属の検出や油濁海域の拡大が問題となっている．生活排水や産業廃水の流入に加え，近年では海洋を漂うプラスチックごみが細分化したマイクロプラスチック類による海洋生態系への有害影響が問題視されている．国際条約により，陸上で出た廃棄物の海洋投棄や船舶等からの油・有害液体物質の排出が規制されており，船舶の構造・整備・船底塗料についても厳しく取り締まられている．

　野生生物種の減少：　絶滅のおそれのある野生動植物の採取・捕獲を抑制して保護するため，1973（昭和 48）年にこれら動植物の輸出入を国際的に規制するワシントン条約が採択された．生きた動植物だけでなく，剥製や生物体の一部，臓器などが含まれる製品も規制対象とされているが，違法取引が後を絶たない．外来種（侵入生物）に淘汰される在来種も多くなっており，いまだ数万種の動植物が絶滅の危機にさらされている．

　国を越えた渡り鳥の生育地や越冬地となる湿原，沼沢地，干潟などの湿地に対しても，国際的な保護の取り組みが行われ，とくに水鳥の生息地として重要な湿地に関する条約が 1971（昭和 46）年に採択された（ラムサール条約）．また，種々の生物の保全を目的として，生物の多様性に関する条約が 1993 年に締結されている．

c）監視が続けられる環境汚染物質

　内分泌撹乱化学物質：　生体内に取り込まれた場合に，本来その生体内で営まれている正常ホルモンの作用に影響を与える外因性の物質の総称で，環境ホルモンとも呼ばれる．ダイオキシン類*やPCB*のほか，ポリカーボネート樹脂等の原料であるビスフェノール A，プラスチック可塑剤として広く用いられているフタル酸エステル類など多数の物質について生物の生殖や代謝・分泌に影響を及ぼすことが疑われている．国内外で調査や実験が続けられているが，動物実験からヒトへの影響を推測するのは困難であり，化学物質と内分泌系との相互作

用や混在する化学物質の影響に関する科学的知見の蓄積が求められている.

*ダイオキシン類:　200種以上の種類があり，毒性の強いものは微量でもがんや胎児奇形を生じさせる性質を持っている．ベトナム戦争で枯葉作戦と称して散布された除草剤に含まれていたほか，わが国でもごみ焼却場の残灰から検出され，脂溶性があり生態系で生物濃縮されるため厳しい排出基準が適用されている．2000（平成12）年にわが国で施行されたダイオキシン類対策特別措置法では耐容一日摂取量，大気，水質，水底の底質，土壌の環境基準値がダイオキシン類対策特別措置法により規定され，監視が続けられている．
*PCB（ポリ塩化ビフェニル）:　難分解性の有機化合物の1つで，動物の脂肪組織に蓄積されやすい．人に対し皮膚障害や肝障害を引き起こす毒性があり，わが国ではすでに製造・輸入ともに禁止されているものの，PCB廃棄物類の安全な保管と処理がいまだに徹底されていない．特にダイオキシン類似化合物と呼ばれるコプラナーポリ塩化ビフェニル（Co-PCB）は，ダイオキシン類と同様の強い毒性があるため，厳格な廃棄処理や底質除去が実施されている．

　　放射性廃棄物:　過去の反省を踏まえ，核実験の禁止と大気や雨水中の放射能物質の監視，放射性廃棄物の排出規制の強化など，放射能汚染防止対策が世界的にすすめられている．原子力発電所等から出される放射性物質のうち，半減期の長い核種では長期にわたる蓄積保管が必要であり，増加し続ける放射性廃棄物の処理問題が各地で持ち上がっている．

　　1986年に起きた旧ソ連・チェルノブイリの原子炉における大規模な事故では，多数の地域住民に甲状腺がんなどの放射能障害を引き起こしたほか，周辺諸国の農作物や牛乳・食肉中からも放射能が検出され続け，原子力発電所の安全性が問われる大事件となった．
　　日本でも2011年3月11日に発生した東北地方太平洋沖地震（東日本大震災）では，福島第一原子力発電所内の原子炉燃料の冷却に必要な電源と装置の機能が津波により失われ，原子炉内で燃料が溶け落ちた状態となり，大量の放射性物質が大気環境中に放出された．水素爆発により原子炉建屋が大きく破損したことが被害を増大させ，多数の周辺住民が避難を余儀なくされた上，汚染の影響は水道水や酪農水産物にも及んだ．

　　黄砂:　黄砂は北東アジア地域の砂漠・乾燥地帯で発生する粒径数〜数十 μm の土壌系ダストで，従来，黄河流域および砂漠から風によって砂塵が運ばれてくる自然現象といわれてきたが，過放牧や農地転換による土地の劣化等との関連性も指摘されている．小さい黄砂粒子は風によって日本の上空まで運ばれ，航空機の視界不良やアレルギー反応の増悪，建物や車・洗濯物への付着・汚染被害が問題となっている．さらには酸性ガスを吸着することで海洋生態系や農業生産，気象にも影響をもたらすおそれがあることから，国際的な黄砂モニタリングネットワークおよび早期警報システムの構築が進められている．

D　環 境 保 全

a）環境保全に関する国際的枠組み

　　国連人間環境会議:　1972年にスウェーデンのストックホルムで，環境問題についての世界初の大規模な国際会議が開催された．この会議で「人間環境宣言」が採択され，これを実行するために UNEP（国連環境計画）が環境問題を取り扱う専門機関として設立された．
　　国連環境開発会議（地球サミット）:　1992（平成4）年に地球環境保全のための世界的な枠組みづくりを目指して，ブラジルのリオデジャネイロで開催され，一般には地球サミット（UNCED）と称される．このサミットでの合意を受け，地球温暖化対策や生物多様性の保全対策への取組み等が国際的なレベルで実施・評価されている．

　　ヨハネスブルグサミット:　地球サミットで取り決められた地球環境保全のための行動計画（アジェンダ21）のより効果的な実行のため，2002（平成14）年に南アフリカで「持続可能な開発に関するヨハネスブルグ宣言」と「実施計画」が採択された．

国連持続可能な開発会議：　地球サミットから 20 年を経たことを機に 2012（平成 24）年に再びリオデジャネイロで開催され，「リオサミット」「リオ +20」とも呼ばれる．持続可能な都市づくりや防災への取組みとともに，環境保全と経済成長の両立を目指す「グリーン経済」への移行が重要課題として取り上げられた．

持続可能な開発目標（SDGs）：2015 年の国連サミットにおいて，より良い世界の構築を目指して，「環境」「経済」「社会」の 3 分野の調和を図るための 17 の目標（グローバル・ゴールズ）が掲げられた（20 章 p.144 参照）．そのうち環境保全に直結する目標が 4 項目あり（ゴール 6；安全な水，13；気候変動対策，14；海洋保全，15；生態系・生物多様性保護），設定された具体的ターゲットを 2030 年までに達成することを目指している．

b）わが国における環境保全行政

環境基本法：　環境基本法は，環境政策の対象が広範となり，従来の規制的なやり方を見直す必要が生じたことから，1993（平成 5）年に，旧来の公害対策基本法と自然環境保全法を統合して制定された．公害や自然環境破壊の事後処理に追われがちであったこれまでの環境行政を改め，環境基準を定めて環境汚染の未然防止と良好な自然環境の保全をはかることを趣旨とした．わが国の環境保全行政は，基本的理念を，「環境への負荷の少ない持続的発展が可能な社会の構築と国際的協調」として進められており，国（環境省）－都道府県（環境局，環境衛生部）－保健所・市町村という体系が形づくられている．

環境基本計画：　環境基本法に基づき，環境保全に関する総合的・長期的な施策を定めた計画であり，2018（平成 30）年には「第 5 次環境基本計画」が策定された．SDGs の考え方も活用しながら，具体的な重点戦略を設定した上で，環境・経済・社会の統合的向上と地域資源を持続可能な形で最大限に活用することを推進している．

環境影響評価：　いったん自然環境の破壊が引き起こされると，修復のためには多大な労力と費用と時間が必要とされるため，環境への影響について十分に調査・評価し，早めに保全対策を取ることが重要である．事業の策定や実施にあたり，環境に及ぼす影響を事前に予測・評価することを環境影響評価（環境アセスメント）と呼び，実施と公表，意見反映の方式が制度化された．道路，ダム，飛行場，埋め立て・干拓地，廃棄物処理場の建設などの開発事業を行う際は，環境影響評価法（1997 年制定）に基づき，統一ルールに則って，手続きが進められている．

また，環境破壊や健康被害の未然防止のため，多種の化学物質に対する環境リスクの評価・管理・対策が国際的に要請されており，わが国でもダイオキシン類，ポリ塩化ビフェニル等の残留性有機汚染物質（POPs：Persistent Organic Pollutants）や指定化学物質に対して，製造・使用の禁止・制限，貯蔵物・廃棄物の厳重な管理を強化している．

公害対策面では貴重な経験や技術を持っているわが国は，地球環境保全のために，国際的地位に応じた積極的な役割を果たしていくことが求められている．

6. 栄 養 と 健 康

「食べる」ことは生きていくために必須である．栄養や食生活は健康に直結し，生活習慣病と深い関わりを持つ．また，「食の安全」は健康を守る上で重要であり高い関心が持たれる．この章では，日本人の栄養摂取の現状と課題，疾病予防や健康増進との関わり，食品衛生や食の安全性確保のために行われている施策について概説する．

A　食 事 と 栄 養

食品には，身体をつくり活動のエネルギー源となる三大栄養素（炭水化物，たんぱく質，脂質）や，身体の調子を整えるビタミンやミネラルが含まれている．日本では長い間，米を主食，大豆や魚介類を主菜，野菜や海藻を副菜とする伝統的な日常食が食べられてきた．第二次世界大戦後の経済成長とともに食の欧米化が進み，肉，乳製品，卵，果実が加わり，栄養が改善された．しかし，近年は動物性脂質の過剰摂取や，エネルギー摂取と消費の不適切による肥満ややせ，食生活と関わりの深い高血圧，高脂血症，糖尿病，虚血性心疾患などの生活習慣病が問題となっている．

a）日本人の栄養・食事摂取基準

国民の健康の維持・増進，生活習慣病の発症と重症化予防，高齢者の低栄養予防やフレイル（加齢により心身の活力が低下した状態）予防を目的としたエネルギーおよび各栄養素の摂取量の目安が食事摂取基準（dietary reference intake）である．最適な摂取量は個人や，その時の状態により異なることから，確率論的な考え方に基づいて策定されている．この基準は 5 年ごとに改訂され，「日本人の食事摂取基準（2020 年版）」は 2024（令和 6）年度まで使用される．活用の対象は，健康な個人や集団であるが，高血圧，脂質異常症，高血糖，腎機能低下に関するリスクを有していても日常生活で特別な食事指導・療法・制限を受けていない人を含む．主として「食事改善」や「給食管理」に活用される．

年齢区分・ライフステージ：　乳児については，0 〜 5 カ月，6 〜 11 カ月の 2 区分（エネルギーおよびたんぱく質は 3 区分），1 〜 17 歳を小児とし 7 区分（1 〜 2，3 〜 5，6 〜 7，8 〜 9，10 〜 11，12 〜 14，15 〜 17 歳），18 歳以上を成人として 5 区分（18 〜 29，30 〜 49，50 〜 64，高齢者 65 〜 74，75 歳〜）とする．ライフステージ別には，「妊婦・授乳婦」について設定可能な栄養素の食事摂取基準が示され，「乳児」「小児」「高齢者」について留意すべき配慮事項が整理された．

指標：　エネルギーの指標は推定エネルギー必要量であり，望ましい体格指数（BMI：body mass index，体重(kg)/ 身長(m)^2）を維持する摂取量とする．目標とする BMI は，疫学研究の総死亡率から成人期を年齢で 3 分し，18 〜 49 歳は「18.5 〜 24.9」，50 〜 64 歳は「20.0 〜 24.9」，65 歳以上は「21.5 〜 24.9」と設定された．適正 BMI を目指した体重改善を図り，それを維持できる摂取量と消費量のバランスをとる．エネルギーの過不足を回避することは，肥満防止だけでなく，特に高齢者の低栄養やフレイルの予防に重要である．乳

〈表 6.1〉食事摂取基準（2020 年版）

栄養素等		単位	推奨量（18 歳以上）		備考
			男性	女性	
推定エネルギー必要量[*1]		kcal/日	2650[*2]	2000[*2]	適正 BMI を維持できるエネルギー
たんぱく質		g/日	65[*2]	50	身体の成長と維持，エネルギー源
脂質	（総）脂質	%エネルギー	20～30[*3]	20～30[*3]	身体の成長と維持，エネルギー源
	飽和脂肪酸	%エネルギー	≦ 7[*3]	≦ 7[*3]	動物性脂肪
	n-6 系脂肪酸	g/日	11[*2,4]	8[*2,4]	リノール酸（必須脂肪酸）
	n-3 系脂肪酸	g/日	2.0[*2,4]	1.6[*2,4]	α-リノレン酸（必須脂肪酸），EPA，DHA
炭水化物	炭水化物	%エネルギー	50～65[*3]	50～65[*3]	主要エネルギー源
	食物繊維	g/日	21 ≦[*2,3]	18 ≦[*2,3]	大腸機能，血糖応答，生活習慣病予防
ビタミン	脂溶性 ビタミン A	μgRAE/日	850[*2]	650[*2]	網膜，視細胞，欠乏で夜盲症や角膜乾燥症
	ビタミン D	μg/日	8.5[*4]	8.5[*4]	Ca 吸収，骨形成，欠乏でくる病や骨軟化症
	ビタミン E	mg/日	6.0[*2,4]	5.0[*2,4]	抗酸化作用
	ビタミン K	μg/日	150[*4]	150[*4]	血液凝固，骨形成調節
	水溶性 ビタミン B₁	mg/日	1.4[*2]	1.1[*2]	糖質代謝，分岐アミノ酸代謝，欠乏で脚気
	ビタミン B₂	mg/日	1.6[*2]	1.2[*2]	糖質代謝，脂質代謝，欠乏で口内炎
	ナイアシン	mgNE/日	15[*2]	11[*2]	糖質・脂質代謝，ステロイドホルモン合成
	ビタミン B₆	mg/日	1.4	1.1	アミノ酸代謝
	ビタミン B₁₂	μg/日	2.4	2.4	欠乏で巨赤芽球性貧血，抹消神経障害
	葉酸	μg/日	240	240	核酸合成，胎児の神経管閉鎖障がい予防
	パントテン酸	mg/日	5[*2,4]	5[*4]	糖代謝，脂肪酸代謝
	ビオチン	μg/日	50[*4]	50[*4]	カルボキシラーゼの補酵素，欠乏で免疫不全
	ビタミン C	mg/日	100	100	コラーゲン生成，抗酸化作用，欠乏で壊血病
ミネラル	多量 ナトリウム	g/日[*5]	< 7.5[*3]	< 6.5[*3]	細胞外液，体液浸透圧，血圧
	カリウム	mg/日	3000 ≦[*3]	2600 ≦[*3]	細胞内液浸透圧，Na 排泄促進
	カルシウム	mg/日	800[*2]	650[*2]	骨歯，情報伝達，血中濃度調節
	マグネシウム	mg/日	340[*2]	270[*2]	酵素コファクター，緩下作用，循環器疾患
	リン	mg/日	1000[*4]	800[*4]	骨歯，代謝調節
	微量 鉄	mg/日	7.5[*2]	10.5[*2,6]	ヘモグロビン，酵素，月経損失，妊娠中の需要増大
	亜鉛	mg/日	11[*2]	8	核酸，たんぱく質合成，成長，性徴，皮膚，神経，免疫
	銅	mg/日	0.9[*2]	0.7	酵素の活性，代謝調節，活性酸素除去
	マンガン	mg/日	4.0[*4]	3.5[*4]	ミトコンドリア酵素，酵素活性化
	ヨウ素	μg/日	130	130	甲状腺ホルモン，エネルギー代謝
	セレン	μg/日	30	25	抗酸化作用，甲状腺ホルモン代謝，心筋障害
	クロム	μg/日	10[*4]	10[*4]	糖代謝，耐糖因子
	モリブデン	μg/日	30[*2]	25	補酵素

[*1] 身体活動レベル Ⅱ（ふつう），[*2] 18～29 歳の値（他の年齢区分のいずれかで値が異なる），[*3] 目標量，[*4] 目安量，[*5] 食塩相当量，[*6] 月経なしの場合は，18～64 歳は 6.5 mg/日，65 歳以上は 6.0 mg/日．

児，小児，妊婦や授乳婦では，成長や体重増加，母乳エネルギー等を加味する．栄養素の指標として，3 つの目的から 5 指標が設定されている．摂取不足を回避するための，「推定平均必要量」と「推奨量」（これらを設定できない場合は「目安量」），過剰摂取による健康障害を防ぐための「耐容上限量」，生活習慣病の予防に用いられる「目標量」である．厚生労働省による食事摂取基準の成人の推奨量を〈**表 6.1**〉に示す．推奨量が設定されていない場合は目標量を，それがない場合は目安量を示した．脂質と炭水化物の単位は総エネルギー摂取量に占める % エネルギーである．エネルギー産生栄養素バランスの指標は，成人も小児もたんぱく質 13～20%，脂質 20～30%，炭水化物 50～65% である．2020 年版では，高血

圧予防の見地から成人のナトリウム（食塩相当量）の目標量が，2015 年版より 0.5 g/日減少して，男性 7.5 g/日未満，女性 6.5 g/日未満となった．また，小児期からの生活習慣病予防のために，3 〜 17 歳における食物繊維とカリウムの目標量が設定された．

b) 日本人の食生活の推移と課題

国民健康・栄養調査によると，エネルギーと炭水化物の摂取量は漸減傾向にある．2005年以降，たんぱく質は横ばい状態，脂質は漸増傾向で，2019（令和元）年は脂肪エネルギー比率が 30% を超える割合が 20 歳以上の男性の 35.0%，女性の 44.4% である．食塩摂取量は 2019（令和元）年は 20 歳以上の平均値が 10.1g/日（男性 10.9，女性 9.3）であり，男女ともに 10 年前より減少したが，目標量に向けたさらなる減塩が望まれる．栄養素の平均摂取量は，食事摂取基準を満たすものが多いが，閉経前の若い女性で鉄が不足しており，男女ともにカルシウム，マグネシウム，ビタミン A が不足傾向である．

国民の健康増進と疾病の一次予防のための行動変容とそれを国や自治体が支援する環境づくりが，21 世紀の国民健康づくり運動（健康日本 21，2000 〜 2012 年）で推進され，2002（平成 14）年には健康増進法が制定（栄養改善法は廃止）され，国民，国及び地方公共団体，健康増進事業実施者（保険者，事業者，市町村，学校等）の責務が示された．健康日本 21（第 2 次）は，2013 〜 2022（平成 25 〜令和 4）年度に，健康寿命の延伸と健康格差の縮小，生活習慣病の発症予防と重症化予防等を目標として行われている．2019（令和元）年の国民健康・栄養調査結果の栄養・食生活関連項目について示す（2020，2021年は調査中止）．

① 栄養状態： 適正体重を維持しているものの増加（肥満（BMI 25 ≦）及びやせ（BMI＜18.5）の減少）を目指している．現状は 20 〜 60 歳代男性の肥満者割合は 35.1%（目標値 28%），40 〜 60 歳代女性の肥満者割合は 22.5%（目標値 19%）であり，やせは 20 歳以上の男性で 3.9%，女性で 11.5%，20 歳代女性は 20.7%（目標値 20%）である．低栄養傾向（BMI＜20.0）の高齢者は 16.8% であり，この割合の増加を抑制することを目標としている．

② 食物摂取： 野菜摂取量の平均値は男性 288 g，女性 274 g で，目標値の 350 g/日を摂取している割合は男性 30.1%，女性 26.5% にとどまり，若い世代ほど少ない．食塩摂取量の平均値は男性 10.9 g，女性 9.3 g で，男女ともに目標量（2015 年版）の 8 g/日，7 g/日を超えており，年齢階級別には 60 歳代が最も高い．

③ 食習慣改善： 食生活改善の意思について，「関心はあるが改善するつもりはない」と回答する者の割合が最も高く，男性で 24.6%，女性で 25.0% であった．BMI が普通及び肥満の者では男女とも「関心はあるが改善するつもりはない」，やせの者では「食習慣に問題はないため改善する必要はない」の回答者割合が最も高い．健康な食習慣の妨げとなる要因については，「特にない」が 35.3%，次いで「仕事（家事・育児等）が忙しくて時間がない」が 27.5%，「面倒くさい」が 25.3% だった．食生活に影響を与える情報源は，「テレビ」52.3% が最も高く，次いで「家族」36.6% であった．

④ 外食，持ち帰りの弁当・惣菜，配食サービス，健康食品の利用状況： 外食を週 1 回以上利用している者の割合は，男性 41.6%，女性 26.7% であり，若い世代ほど割合が高い．持ち帰りの弁当・惣菜を週 1 回以上利用している者の割合は，男性 47.2%，女性 44.3% で

〈表 6.2〉食生活指針

・食事を楽しみましょう.
・1日の食事のリズムから,健やかな生活リズムを.
・適度な運動とバランスのよい食事で,適正体重の維持を.
・主食,主菜,副菜を基本に,食事のバランスを.
・ごはんなどの穀類をしっかりと.
・野菜・果物,牛乳・乳製品,豆類,魚なども組み合わせて.
・食塩は控えめに,脂肪は質と量を考えて.
・日本の食文化や地域の産物を活かし,郷土の味の継承を.
・食料資源を大切に,無駄や廃棄の少ない食生活を.
・「食」に関する理解を深め,食生活を見直してみましょう.
(厚生労働省,農林水産省,文部科学省,平成 28 年 6 月一部改正)

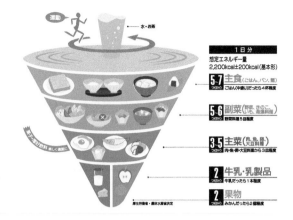

〈図 6.1〉食事バランスガイド
(厚生労働省ウェブサイト)

あり,20 〜 50 歳代でその割合が高い.配食サービスを週 1 回以上利用している者は,男性 5.8%,女性 4.6%である.健康食品を摂取している者の割合は,男性で 30.2%,女性で 38.2%であり,男女ともに 60 歳代で最も高い.目的は,20 歳代男性は「たんぱく質の補充」,20 歳代女性は「ビタミンの補充」と回答した者の割合が最も高く,その他の年代では「健康の保持・増進」の割合が最も高い.

c) 食生活の目安

　厚生労働省,農林水産省,文部科学省の連携で作成された食生活指針を〈表 6.2〉に示す.これを具体的な行動に結びつけるために,1 日に「何を」「どれだけ」食べたらよいかの目安をイラストでわかりやすく示した「食事バランスガイド」を〈図 6.1〉に示す.

　この他,食事回数,朝食摂取の有無,摂食速度などの栄養摂取行動や,サプリメント由来のエネルギーや栄養素摂取も影響する.

d) 食　　育

　国民自らが「食に関する知識」と「食を選択する力」を習得し,「健全な食生活を実践」できる力を養うための「食育」を推進するために,2005(平成 17)年に食育基本法が制定された.家庭や学校における食育の推進,地域における食生活改善取り組み,生産者と消費者の交流や地産地消,環境と調和の取れた農林漁業の活性化,主食・主菜・副菜を揃える日本型食生活等の食文化継承,食品の安全性等に関する取り組みが行われている.2016 〜 2020 年は,若い世代を中心として,多様な暮らしに対応し,健康寿命延伸につながる,食の循環や環境を意識して,食文化の継承に向けた食育の推進が行われた.さらに 2021 年からは,生涯を通じて心身の健康や,持続可能な食を支え,「新たな日常」やデジタル化に対応した食育の推進が計画されている.

B　食　の　安　全

　食品は,毎日身体に取り込むものであり,安全性が求められる.食料の輸入増加,遺伝子組換え食品,腸管出血性大腸菌感染症,牛海綿状脳症(BSE),放射性物質問題等,食生活を

とりまく状況が変化し，また，いわゆる健康食品による健康被害や食品の産地偽装事件等が起こり，食の安全性確保と消費者の信頼を得る取り組みが強く求められている．

a）食品安全確保対策

　　食品衛生行政は飲食物による衛生上の危害の発生を防ぎ健康を保護するために行われている．2003（平成 15）年に食品安全基本法が制定され，国民の健康保護が最重要であるという認識の下に，科学的知見に基づき，食品の生産から消費までの各段階における安全性を確保し，関係者の責務と役割を明らかにし，食品のリスクを評価，管理し，情報交換する枠組みが作られた．食品は栄養成分とともにわずかながら健康に悪影響を与える危害要因を含んでおり，そのリスクを科学的に評価し悪影響をできるだけ低く抑えるという考え方から，リスク管理機関（厚生労働省，農林水産省，消費者庁）から独立してリスク評価をする食品安全委員会が内閣府に設置された．委員会は諸外国や国連食糧農業機関（FAO）と世界保健機関（WHO）の合同食品規格委員会であるコーデックス（Codex）のような国際機関と情報収集・交換を行いながら食品影響評価を行い，リスクに関する情報を消費者や事業者等と共有し意見交換するリスクコミュニケーションを実施し，緊急事態が生じた場合はこれに対応する．

　　食品にはさまざまな成分が混在し，栄養成分でも量や食べ方により健康に悪い場合もある．病原微生物や健康危害を与える可能性のある化学物質については安全の観点から規制が必要となる．例えば農薬は農作物の育成に，食品添加物は食品の製造・加工・保存に有用であるが，多量摂取すれば健康被害をもたらすハザードである．動物を用いた毒性試験から ADI（許容一日摂取量；生涯その物質を毎日摂取したとしても健康への悪影響が現れないと考えられる摂取量）を求め（リスク評価），日本人が食べる量から ADI を超えないように食品中の濃度基準を決め，遵守状況を管理する（リスク管理）．

　　残留農薬は，2006 年からポジティブリスト制度が導入され，規制が強化された．この制度は残留農薬基準が定められている農薬等はその基準を，国内で登録されていない農薬については，国際基準（コーデックス基準）または外国（米国，カナダ，EU など）基準を，どちらにも該当しない農薬は一律基準として一定量（0.01 ppm）を規定し，これを超えた食品の販売を禁じるものである．

　　食品添加物は，厚生労働大臣が定める指定添加物（466 品目，2020 年現在），1995（平成 7）年の食品衛生法改正以前に使用されていて，続けて使うことを認められた既存添加物（天然物を含む 357 品目），これに加えて着香目的で使われる天然香料（約 600 品目）と一般に飲食されている一般飲食物添加物（約 100 品目）が使用できる．保存料，甘味料，着色料，香料等がある．

　　残留農薬や食品添加物の監視は，国内流通は都道府県，輸入食品については検疫所等で行われ，濃度超過や未許可については販売禁止措置等がとられる．

b）食による健康被害

　　食品による健康被害には，①食中毒，②感染症，③かびや化学物質による汚染，④変質などがある．

　　食中毒：　年間の発生件数は 2001 年から減少傾向，2013 年以降は 1000 件前後で横ばい状態，2020 年は 900 件を下回った．原因別には，細菌性≒ウイルス性＞自然毒＞化学物質で，2013 年から統計に掲載される寄生虫（クドア，アニサキス他）も 110 ～ 480

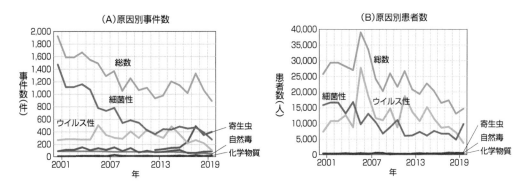

〈図 6.2〉**食中毒の原因別事件数（A），と患者数（B）の経年変化**
（厚生労働省「食中毒発生状況」から作成）

件/年ある〈**図 6.2（A）**〉．患者数は，年間 1.4 〜 4 万人で変動するが，90% 以上は微生物起因である〈**図 6.2（B）**〉．ウイルス性食中毒の 95% 以上はノロウイルス，細菌性食中毒の原因菌は，カンピロバクター，ウェルシュ菌，サルモネラ菌属，腸管出血性大腸菌，その他の病原性大腸菌，ブドウ球菌などである．微生物による食中毒の死亡数は少ないが，死亡例がある年もある．2011（平成 23）年の肉の生食による中毒例に端を発し，2012 年 7 月より，食品衛生法に基づき牛レバーの生食用販売・提供が禁止された．寄生虫は毎年 300 〜 600 人程度の患者が報告されている．自然毒は微生物起因に比べて患者数は少ないが，有毒植物やキノコ，フグやアオブダイ等の魚や貝による中毒例や死亡例がある．化学物質による食中毒はヒスタミンによるものが多い．

感染症：　牛海綿状脳症（BSE）は牛の脳組織がスポンジ状に変化する悪性の中枢神経疾病で，ヒトのクロイツフェルト・ヤコブ病（CJD）の新変異型との関係が指摘されるプリオン病である．日本では 2001 年から一定月齢以上の全牛の検査, 特定危険部位（頭部, 脊柱等）の除去, 肉骨粉使用禁止, トレーサビリティ導入等の対策をとった．国内外の感染牛は激減し，2013 年より検査月齢等の緩和，2017 年より健康牛の検査は廃止された．近年，加熱不十分のジビエ（シカ，イノシシなどの野生動物肉）による E 型肝炎等の人畜共通感染症が報告されている．コレラ，赤痢等の消化器系感染症は輸入例が多い．

かび毒：　強い発がん性を有するアフラトキシンはかび毒（マイコトキシン）の 1 つでナッツ類，穀類を汚染する場合がある．日本では，2020 年末現在，総アフラトキシン（全食品），アフラトキシン M_1（乳），デオキシニバレノール（小麦），パツリン（りんご果汁）の規制が行われている．

変質：　食品の腐敗や油脂の酸敗により臭いや味が悪くなる．また，魚に含有される遊離ヒスチジンの変化でヒスタミンが生成したり，亜硝酸と肉の 2 級アミンから発がん性を有する N- ニトロソアミンが生じることがある．

放射性物質：　2011（平成 23）年の東日本大震災に伴う原子力発電所の事故後，乳幼児と長期的な安全性に配慮した食品中放射性物質の基準が定められ，2012（平成 24）年より施行された．

その他：　カドミウム，有機水銀，ダイオキシンなどの有害物についても基準値設定や摂取量調査，注意喚起などがなされている．

c) アレルギー物質

　　食物アレルギーを持つ人の健康被害防止のために，発症数，重篤度の高い小麦，そば，卵，乳，落花生，えび及びかにの 7 品目（特定原材料）を含む加工食品にアレルゲン表示が義務づけられている．このほか，特定のアレルギー体質の人への危険性から，アーモンド，あわび，いか，いくら，オレンジ，カシューナッツ，キウイフルーツ，牛肉，くるみ，ごま，さけ，さば，大豆，鶏肉，バナナ，豚肉，まつたけ，もも，やまいも，りんご，ゼラチンの 21 品目についても，これらを含む加工食品にはその旨を可能な限り表示することが推奨されている．

d) 保健機能食品と特別用途食品

　　保健機能食品は高齢化やライフスタイルの変化などにより普通の食生活で必要な栄養成分を十分にとれない場合に補給・補完のために利用するための食品である．健康への関心が高まり，さまざまな健康食品が売られるようになったが，虚偽・誇大な広告の横行や，多くの健康被害事例が生じたため，国が定めた安全性や有効性に関する基準等を課した保健機能食品制度が作られた．生理学的機能などに影響を与える保健機能成分を含み，科学的根拠に基づいて健康維持増進に役立つと認められた食品で，効果や安全性について国の審査を受けて個別に許可された特定保健用食品（トクホ）と，事業者の責任において安全性や機能性の科学的根拠情報が届出された機能性表示食品，規格基準に適合するビタミンやミネラルを

〈図 6.3〉特定保健用食品（上）と特別用途食品（下）の許可マーク

含む栄養機能食品があり，決められた表現で機能性を表示できる．この他，特別用途食品は，乳児，幼児，妊産婦，病者，嚥下困難者用などに適する旨の表示が健康増進法で許可されたもので，特定保健用食品もこれに該当する．特定保健用食品と特別用途食品の許可マークを〈図6.3〉に示す．

e) 遺伝子組換え食品

　　遺伝子組換え食品は，他の生物から取り出した遺伝子をゲノムに組み込んで品種改良された作物およびこれを原材料とする加工食品であり，海外では 1996 年から実用化された．日本では遺伝子組換え作物の商業栽培は行われていないが，飼料や加工用として輸入されている．新たな有害成分や栄養素量の変化等，組換えにより付加される性質について，食品安全委員会（食品健康影響評価）による安全性審査を経て認められた食品のみが流通する．2022年 6 月現在，国内で流通している食品は，大豆，とうもろこし，ばれいしょ，なたね，綿実，アルファルファ，てん菜，パパイア，カラシナの 9 作物，330 品種と，添加物 73 品目である．輸入に際し，検疫所では安全性未確認の組換え食品の監視と指導を行っている．食品には，遺伝子組換え農産物である旨，不分別である旨を表示する義務がある．また，任意で遺伝子組換えでない，または非遺伝子組換え等の表示ができる．

f) ゲノム編集食品

　　新しいバイオテクノロジーであるゲノム編集技術により，DNA の決まった配列を切断する人工酵素を使って，狙った遺伝子に突然変異を起こして品種改良した食品である．毒素を作らないジャガイモや，GABA（γ-アミノ酪酸）を多く含むトマト，筋肉量を増やしたタイな

どが作られている．DNA に起こる変化は放射線や自然に起こる突然変異と同様であるので，基本的に厚生労働省への届出と，安全性情報の公表を行う（ただし，遺伝子を組み込む場合は，遺伝子組換え食品と同様の手続きが求められる）．

g) 食品衛生管理

　　食品の製造は，製造工程の管理と最終製品の検査が行われてきたが，健康被害を防止するために原材入荷から製品出荷までの危害要因をあらかじめ把握（hazard analysis）した上で，全工程中の重要なポイント（critical control point）を管理して製品の安全性を確保する HACCP（hazard analysis critical control point；ハサップ）を 1993 年にコーデックス委員会が提唱した．日本では 1996 年から，乳，乳製品，その他の製造施設に導入し，大規模企業の 7 割程度が導入しているが，中小規模事業者の導入割合が 3 割程度にとどまる．先進国では義務化が進み EU と米国は完全義務化した．これらの国への輸出食品の衛生管理，国内での世帯状況変化に伴う調理済食品，外食，中食の需要増加に対応して，2018（平成30）年に食品衛生法が改正され，「HACCP（ハサップ）に沿った衛生管理」が制度化された．また，食品用器具と容器包装にポジティブリスト制度を導入し，安全性を評価された物質のみが使用可能となった．

h) 食品表示法

　　食品表示については，食品の安全性の確保を目的とした「食品衛生法」で危害発生防止のための表示，品質に関する基準を定めた「JAS 法（旧法）」で品質の適正表示，健康維持と一次予防を目的とする「健康増進法」で栄養成分表示が規定されてきた．食品表示業務は 2009 年から消費者庁が行っている．2015（平成 27）年に，食品表示法が施行され，これら 3 つの法の義務表示に関する規定が整理，統合され，5 年間の措置期間を経て 2020（令和 2）年 4 月から新食品表示制度が完全実施された．食品を摂取する際の安全性を確保すること，消費者の自主的かつ合理的に食品を選択する機会を確保することが，この法律の役割である．

　　生鮮食品である農産物，畜産物，水産物，玄米及び精米，について義務表示事項と，一定の要件に該当する場合や特性に応じて表示が必要な事項が定められている．容器包装に入れられた加工食品は，以下の 9 項目の表示が必須である（①名称，②保存方法，③消費期限又は賞味期限，④原材料名，⑤添加物，⑥内容量又は固形量及び内容総量，⑦栄養成分の量及び熱量，⑧事業者情報，⑨製造又は加工所情報）．これに加えて，アレルゲン含有，L-フェニルアラニン化合物含有，指定成分等含有（2021 年現在，プエラリア・ミリフィカ他 3 品目），特定保健用食品に関する事項（許可表示），機能性表示食品に関する事項（届出表示），遺伝子組換え食品に関する事項（義務表示と任意表示，2023 年から実施義務），乳児用規格適用食品，原料原産地名，輸入食品は原産国名の表示が必要になる．

　　栄養成分表示は，熱量，たんぱく質，脂質，炭水化物及びナトリウム（食塩相当量で表示）が義務付けられている．その他の栄養成分は任意表示となるが，飽和脂肪酸と食物繊維の表示が奨励されている．健康増進に関わる栄養成分の強調表示については，「多いこと」「少ないこと」「添加していないこと」を示すことができる成分と条件が定められている．

7. 感染症とその予防

　病原体が宿主（感染者）の体内に侵入し，増殖することを感染という．感染症とは感染によって引き起こされる疾病である．病原体が体内に侵入してから最初の症状が現れるまでの期間を潜伏期という．感染しても発病しない状態を不顕性感染と呼ぶ．不顕性感染となり，症状が現れていないにもかかわらず体外に病原体を排出する無症状病原体保有者をキャリアあるいは保菌者と呼ぶ．なお病原体が身体や物品の表面に付着している状態は汚染と呼び，感染とは区別する．

A　感染症の成立

　感染症の成立には，病原体，感染経路および感受性宿主の3要因が必須である．したがってこの3要因のいずれかに対策を施すことができれば感染は予防できる．

　病原体：　病原体にはウイルス，細菌，真菌，原虫および寄生虫などがある．また牛海綿状脳症（BSE）やクロイツフェルト・ヤコブ病（CJD）の病原体である異常プリオンのように，生物ではない物質も病原体に含まれる．

　感染経路：　病原体が宿主の体内に侵入する感染経路（伝播様式）はさまざまなものがある〈表7.1〉．なお，経胎盤感染，経産道感染および経母乳感染を母子感染あるいは垂直感染と総称する．それぞれの感染症には複数の感染経路があることが多い．

　感受性宿主：　感染症の成立は，宿主の感受性（抵抗力・免疫など）に左右される．すでに何らかの疾病に罹患しているあるいは低栄養状態にあるなど抵抗力が弱っている場合，もしくは免疫が十分に獲得できていない場合など感染症が成立する条件を持つ宿主を感受性宿主と呼ぶ．

〈表7.1〉感染経路

感染経路		主な感染症
直接感染	接触感染	梅毒，エイズ，淋病，ヘルペス，B型肝炎，新型コロナウイルス感染症（COVID-19）
	飛沫感染[*1]	インフルエンザ，百日咳，結核，髄膜炎菌性髄膜炎，新型コロナウイルス感染症（COVID-19）
	経胎盤感染	梅毒，風疹，エイズ
	経産道感染	エイズ，B型肝炎
	経母乳感染	エイズ，成人T細胞白血病
間接感染	食品媒介感染	細菌性赤痢，腸チフス，コレラ，A型肝炎，腸管出血性大腸菌感染症，ノロウイルス感染症
	水系感染	コレラ，クリプトスポリジウム感染症
	媒介動物感染	（蚊）日本脳炎，マラリア，デング熱，ウエストナイル熱，ジカウイルス感染症
		（貝類）日本住血吸虫症
		（哺乳類）ペスト，狂犬病，トキソプラズマ症
	飛沫核感染[*2]	結核，麻疹，水痘
	医療行為感染	エイズ，B型肝炎，クロイツフェルト・ヤコブ病

*1 飛沫感染は患者のくしゃみや咳などによって生じた，病原体を含んだ唾液の飛沫（直径5μm以上）を吸い込んだ他人の粘膜に付着・吸着することで生じる感染である．
*2 飛沫核感染は患者の体内から空気中に飛散した病原体そのもの（直径5μm以下）が，それを吸い込んだ他人の粘膜に付着・吸着することで生じる感染である．

B　感染症の流行

　　流行とはある限られた集団で一定期間に同一疾患が高い頻度で発生することである．感染症の流行には以下の主な 4 つのパターンがある．

　　散発発生（散発流行）：　時間的・地域的に少数の患者が散発的に発生する場合．

　　集団発生：　職場，学校あるいは老健施設など比較的小規模の集団で発生する場合（例：循環風呂によるレジオネラ症の発生）．

　　地方流行（エンデミック）：　特定の地域に常在する流行（例：ツツガムシ病，エキノコックス症）．

　　汎流行（パンデミック）：　世界的な規模の大流行（例：新型インフルエンザ，新型コロナウイルス感染症（COVID-19））．

C　感染症の流行に関連する用語

　　クラスター：　感染者の比較的小規模な集団を意味する．新型コロナウイルス感染症の場合では，1 施設（学校，事業所あるいは医療機関など）で 5 人程度以上の患者が確認された場合にクラスターとされた．医療機関や福祉・介護施設でのクラスターの発生は，基礎疾患を有する者や高齢者に感染が広がり，重篤な症状をきたすケースが多くある．

　　実効再生産数：　すでに感染が広まりつつある集団内において，1 人の患者からの感染により生じる新たな患者数の平均である．この数値が 1 より大きければ，その集団内では感染者数が増加していることを意味する．一方，基本再生産数は周囲の人が全員その感染症への免疫がない状態で，1 人の患者がその感染力を免疫獲得あるいは死亡により失うまでに平均何人の二次感染者を生じさせたかを意味する値である．

　　変異株と亜型：　細菌やウイルスは増殖や感染を繰り返す過程で，それらを構成するたんぱく質のアミノ酸が別のアミノ酸に入れ替わる（変異する）ことがある．元の細菌やウイルスを含めて変異したものを変異株（variant）と呼ぶ．変異株が生じることにより，その感染症の重篤度や感染力が変化する場合がある．一般的にウイルスの変異の速度は大きい．A 型インフルエンザなどにみられる亜型は，構成たんぱく質そのものの違いにより生じるものである．

D　感染症の予防及び感染症の患者に対する医療に関する法律

　　1999（平成 11）年に施行された「感染症の予防及び感染症の患者に対する医療に関する法律」（以下感染症法．〈**表 7.2**〉）は従来の伝染病予防法，性病予防法，後天性免疫不全症候群の予防に関する法律（エイズ予防法）を廃止・統合することで制定された．2007（平成 19）年には結核予防法も感染症法に統合された．患者の隔離・収容が感染症対策の主眼であった従来法の立場を改め，感染症発生の際に的確な医療を迅速に患者に提供することによって不必要な隔離をなくすことを目指すなど，患者の人権の保護に配慮した内容となっている．また感染症の重症度や予防法の観点から感染症を分類し，感染症指定医療機関（後述）につい

〈表 7.2〉感染症法に定められた感染症の分類

分類	感染症名	届出・対象・対応
一類感染症	**7 疾患** エボラ出血熱，クリミア・コンゴ出血熱，痘そう（天然痘），ペスト，マールブルグ病，ラッサ熱，南米出血熱	**届出**：ただちに最寄りの保健所長を経由して都道府県知事に届出 **対象**：患者，疑似患者および無症状病原体保有者 **対応**：原則入院，消毒の実施，特定職種（飲食業など）への就業制限，通行制限など
二類感染症	**6 疾患** 急性灰白髄炎（ポリオ），結核，ジフテリア，中東呼吸器症候群（MERS），重症呼吸器症候群（SARS），鳥インフルエンザ（H5N1 型および H7N9 型に限る）	**届出**：ただちに最寄りの保健所長を経由して都道府県知事に届出 **対象**：患者，疑似患者（急性灰白髄炎，ジフテリアを除く）および無症状病原体保有者 **対応**：原則入院，消毒の実施，特定職種（飲食業，接客業など）への就業制限
三類感染症	**5 疾患** コレラ，細菌性赤痢，腸管出血性大腸菌感染症，腸チフス，パラチフス	**届出**：ただちに最寄りの保健所長を経由して都道府県知事に届出 **対象**：患者および無症状病原体保有者 **対応**：消毒の実施，特定職種（飲食業など）への就業制限
四類感染症	**44 疾患** E 型肝炎，A 型肝炎，黄熱，Q 熱，狂犬病，炭疽，鳥インフルエンザ（H5N1 型および H7N9 型を除く），ボツリヌス症，マラリア，ウエストナイル熱，ジカウイルス感染症，デング熱　など	**届出**：ただちに最寄りの保健所長を経由して都道府県知事に届出 **対象**：患者および無症状病原体保有者 **対応**：消毒の実施
五類感染症	**全数把握 18 疾患** アメーバ赤痢，ウイルス性肝炎（E 型肝炎および A 型肝炎を除く），クリプトスポリジウム症，クロイツフェルト・ヤコブ病，後天性免疫不全症候群（エイズ），梅毒，麻疹　など **定点把握 26 疾病** 水痘，ヘルパンギーナ，流行性耳下腺炎，インフルエンザ，性器クラミジア感染症，流行性角結膜炎　など	**届出**：全数把握は 7 日（麻疹は 24 時間）以内に最寄りの保健所長を経由して都道府県知事に届出．定点把握は次の月曜（一部の疾患については翌月初日）に最寄りの保健所長を経由して都道府県知事に届出 **対象**：患者（後天性免疫不全症候群および梅毒は無症状病原体保有者を含む） **対応**：感染症の発生の状況，動向および原因の調査とその結果の公表
新型インフルエンザ等感染症	新型インフルエンザ：新たに人から人に伝染する能力を有することとなったウイルスを病原体とするインフルエンザであって，全国的かつ急速なまん延により国民の生命及び健康に重大な影響を与えるおそれがあると認められるもの 再興型インフルエンザ：かつて世界的規模で流行したインフルエンザであってその後流行することなく長期間が経過した後に再興したもの．全国的かつ急速なまん延により国民の生命及び健康に重大な影響を与えるおそれがあると認められるもの	**届出**：ただちに最寄りの保健所長を経由して都道府県知事に届出 **対象**：患者，疑似患者および無症状病原体保有者 **対応**：消毒の実施，発生および実施する措置等に関する情報の公表
指定感染症	政令で 1 年間に限定して定める	**届出**：ただちに最寄りの保健所長を経由して都道府県知事に届出

ても定めている．2014（平成 26）年の改正では，すべての感染症について，都道府県知事が患者等に対し検体の採取等に応じるよう要請できるようになった．

　なお，らい菌によって引き起こされるハンセン病については，感染が成立することがまれであることなどから，1996（平成 8）年にらい予防法が廃止されたのちも感染症法の規定する感染症には含まれていない．

E　新型インフルエンザ等対策特別措置法

2009（平成21）年に新型インフルエンザが発生し，パンデミックとなった．この際の経験を踏まえ，2012（平成24）年に新型インフルエンザ発生時に国民の生命及び健康を保護し，並びに国民生活及び国民経済に及ぼす影響が最小となるようにすることを目的とした「新型インフルエンザ等対策特別措置法」が施行された．わが国で2020（令和2）年より流行した新型コロナウイルス感染症（COVID-19）（後述）についても感染拡大の状況に応じて，同法に基づく「緊急事態措置」あるいは「まん延防止等重点措置」が政府により実施された．これらの措置により対象となる地方自治体は病床の確保，外出の自粛，飲食店の営業時間の短縮あるいは催物の開催制限等の，感染防止に必要な協力を一般市民および関係機関・団体等に要請する．

F　感染症指定医療機関

感染症法で分類されている感染症の中で，危険性が高く特別な対応が必要な感染症の患者を治療する医療施設を感染症指定医療機関という．特定感染症指定医療機関，第一種感染症指定医療機関，第二種感染症指定医療機関，および結核指定医療機関がある．

G　感染症の予防

感染症の成立に必須である，病原体，感染経路および感受性宿主の3要因に対応した対策が予防の基本となる．

a) 病原体対策

病原体そのものを死滅させれば感染は成立しない．また集団における感染の動向を適切に把握すれば対策もとりやすくなる．

消毒と滅菌：　消毒とは病原体の感染性をなくすことである．消毒薬にはグルタラール（高水準），ポピドンヨード（中水準）および逆性せっけん（低水準）などがある．一方，滅菌（殺菌）は病原体を死滅させることであり，医療用器具などに対して用いられる．滅菌法には，高圧蒸気滅菌法（121℃，30分，加圧）や乾熱法（180℃，30分）などがある．

感染症発生動向調査：　感染症法には類型に応じて患者の入院や就業制限などが定められている〈**表7.2**〉．また医師の届出義務についても定められており，感染症発生動向調査（サーベイランス）事業として，得られた情報が週単位（一部感染症は月単位）で国立感染症研究所感染症情報センターから公表されている．

感染症流行予測調査：　国立感染症研究所と各都道府県の地方衛生研究所等とが連携して，集団免疫の現況把握と病原体の検索等の調査を行い，感染症の流行予測を行う事業である．この調査の結果は予防接種事業の効果的な運用にも役立てられる．2022（令和4）年1月現在，ポリオ，インフルエンザ，日本脳炎，風しん，麻しん，ヒトパピローマウイルス感染症，水痘，B型肝炎，インフルエンザ球菌感染症および肺炎球菌感染症，ロタウイルス感染症および新型コロナウイルス感染症（COVID-19）が調査対象となっている．

〈表 7.3〉検疫法に指定された検疫感染症（令和 4 年 1 月現在）

検疫法の条項	疾病名	実施する措置
第二条第一項	エボラ出血熱，クリミア・コンゴ出血熱，痘そう（天然痘），ペスト，マールブルグ病，ラッサ熱，南米出血熱	質問，診療・検査，隔離，停留，消毒等 ※隔離・停留は医療機関に限る
第二条第二項	新型インフルエンザ	質問，診療・検査，隔離，停留，消毒等 ※停留は宿泊施設でも可能
第二条第三項	チクングニア熱，デング熱，鳥インフルエンザ（H5N1，H7N9），マラリア	質問，診療・検査，消毒等 ※隔離・停留はできない
第三十四条第一項	新型コロナウイルス感染症（COVID-19）	質問，診療・検査，隔離，停留，消毒等 ※停留は宿泊施設でも可能

対象には検疫感染症の疑似症を呈している者および無症状病原体保有者を含む.

　　抗感染症薬：　人体に投与して感染症の病原体に対する毒性を発現する薬剤を抗感染症薬と呼ぶ. 抗感染症薬には対象となる病原体の違いにより，抗ウイルス薬，抗菌薬（抗生物質），抗真菌薬および抗原虫薬がある. 感染前に予防的に投与する場合もある.

　　免疫グロブリン：　ヒトの血液や胎盤から作られる. 低ガンマグロブリン血症の患者や重症の感染症患者に抗感染症薬と併用して用いる.

　　感染性廃棄物の処理：　「廃棄物の処理及び清掃に関する法律」（廃棄物処理法）により，感染性の廃棄物は特別管理廃棄物として分類され，分別，保管，収集，運搬および処分について，通常の廃棄物より厳しい規制がなされている（4 章参照）.

　　検疫：　国内に存在しない感染症が国内に侵入することを阻止することが検疫の目的である. 検疫（quarantine）の語源はイタリア語の quaranta（40 の意）であるが，これはヨーロッパでペストがまん延した 14 世紀に，ベネチアでは疾病の流行している地域から来航した船はすぐに入港させず，ペストの潜伏期間より長めの 40 日間港外停泊を義務づけたことによる. わが国では主要な空港および海港に検疫所が設置されている. 検疫法では検疫感染症が指定されており，患者の隔離などについても定められている〈**表 7.3**〉.

b）感染経路対策

　　感染経路〈**表 7.1**〉を遮断し，病原体がヒトの体内に侵入することを防ぐ対策である. 手洗いの励行，マスクの使用，飲料水の煮沸，食品の冷蔵および加熱，媒介動物の駆除などがこれにあたる.

c）感受性宿主対策

　　前述したように宿主の抵抗力や免疫は感染症を成立させる重要な因子である. またこのほかにも性，年齢あるいは遺伝因子によっても感受性は左右される.

　　健康増進：　体力・抵抗力の低下した身体状態では感染に対する感受性は当然高くなる. また栄養状態も体力，ひいては感受性と大きく関わっている. 個々人が自身の健康状態を保持・増進させることは感染症から個人あるいはヒト集団を守る上で重要である.

　　予防接種：　ヒトの体内に病原体の構成成分あるいは不活化・弱毒化した病原体（ワクチン）を接種し，感染前に抗体の産生を促すもの. 痘そう（天然痘）が根絶されるなど，予防接種は多くの感染症の流行防止に効果をあげてきた. 1994（平成 6）年の予防接種法の改定により予防接種は義務接種から勧奨接種に変更され，これに伴い多くの予防接種が集団接種か

〈表7.4〉予防接種法等に定められた予防接種

疾患名		種別	接種時期と回数
A類疾病	Hib 感染症	不活化ワクチン	初回：生後2～7カ月に開始（3回） 追加：初回摂取終了時から7～13月の間隔をおく（1回）
	小児の肺炎球菌感染症		初回：生後2～7カ月に開始（3回） 追加：初回摂取終了後60日以上の間隔をおいて生後12～15カ月まで（1回）
	B型肝炎		生後2～9カ月まで（3回）
	DPT-IPV　D: ジフテリア 　　　　　P: 百日咳 　　　　　T: 破傷風 　　　　　IPV: ポリオ		1期初回：生後3～12カ月，3回接種 　　　追加：1期初回接種後6カ月以上の間隔をおいて1回追加接種 2期（DTのみ）：11歳に達したときから12歳に達するまでに1回接種
	BCG（結核）	生ワクチン	生後5～8月に1回接種
	MR　M: 麻しん 　　　R: 風しん		1期：生後12～24カ月で1回接種 2期：小学校就学1年以内前に1回接種
	水痘		1回目：生後12～15カ月で1回接種 2回目：1回目の接種終了後6～12月の間隔をおいて1回接種
	日本脳炎	不活化ワクチン	1期（3回）：3～4歳で2回接種，4～5歳で1回追加接種 2期：9～10歳で1回接種
	ヒトパピローマウイルス感染症		13歳となる日の属する年度の初日から当該年度の末日までの間に3回接種
B類疾病	インフルエンザ	不活化ワクチン	65歳以上，および60歳以上65歳未満であって，慢性高度心・腎・呼吸器機能不全者等
	高齢者の肺炎球菌感染症		65歳以上，および60歳以上65歳未満であって，慢性高度心・腎・呼吸器機能不全者等

ら個別接種に変更されたが，これは予防接種の目的が社会防衛から個人防衛となったことを意味する．予防接種法により小児のみを対象とし接種努力義務があるA類疾病と，接種努力義務がなく65歳以上の希望者のみを対象とするB類疾病とに分けられている．また，それぞれの予防接種には接種時期や接種間隔が法令で決められている〈**表7.4**〉．予防接種の副反応による疾病，障害および死亡が生じた際は予防接種健康被害救済制度によって医療費，年金などが給付されることが予防接種法に定められている．2009（平成21）年に流行が始まった新型インフルエンザ（インフルエンザ（H1N1）2009）の予防接種により健康被害を受けた者は，新型インフルエンザ予防接種による健康被害の救済等に関する特別措置法（2009（平成21）年12月4日施行）によって医療費等の給付対象となった．

　2020年に始まった新型コロナウイルス感染症（COVID-19）流行の際には，初めてmRNA（messenger RNA）ワクチンが実用化された．これは病原体のたんぱく質をヒト体内の細胞内で発現させ，抗体を産生させるものであり，同感染症の流行を抑えるのに一定の効果があったとされている．なお，予防接種した場合でも感染や流行が完全に防げるわけではない．予防接種をしたにもかかわらず感染してしまうことをブレイクスルー感染（breakthrough infection）と呼ぶ．

H　院　内　感　染

　病院にはさまざまな疾病を持つ患者が集まるが，それはそこに多様な病原体が持ち込まれることにもなる．一方患者は何らかの疾病や障害をかかえていたり，あるいは免疫抑制剤を投与されていたりして感染に対する感受性が高くなっている場合がほとんどである．福祉施設を利用する高齢者や障害者も同様に高感受性であるといえる．これら医療機関や施設の中で患者や医療従事者が感染症に罹患することを院内感染という．医療機関内あるいは施設内で病原体を運ぶのは必ずしも患者や利用者とは限らず，医療従事者が感染経路となることも少なくない．そのため院内感染を防止するには，手洗いの励行や手袋・マスク・ガウンなどの着用が重要である．細菌を原因とする感染症の患者には抗菌薬が投与されるが，1つの抗菌薬で非常に多種類の細菌に有効である（これを広域スペクトルと呼ぶ）ものを使用し続けると細菌がその薬剤に耐性を持つ（このような細菌を薬剤耐性菌と呼ぶ）ことがある．多くの抗菌薬が効かない細菌を多剤耐性菌といい，メチシリン耐性黄色ブドウ球菌（MRSA）やバンコマイシン耐性腸球菌（VRE）がその代表である．さらに広域スペクトル抗菌薬の継続的使用は正常細菌叢（腸内細菌叢など）に影響し，カンジダのように通常感染症を引き起こさない病原体による疾病が生じることがある．このようにして生じる感染を日和見感染（菌交代症）という．新型コロナウイルス感染症流行の際には，国内でも多くの医療機関等において院内感染が発生し，クラスター発生の原因となった．

I　主な感染症の推移と現状

a) 結核（二類感染症）

　結核は結核患者からの咳，くしゃみあるいは唾より生じた結核菌を含む飛沫核により感染する．肺で発症する肺結核が最も多いが，結核菌の感染する部位により結核性髄膜炎，結核性心膜炎および腸結核などがある．わが国においては 1935（昭和10）年から 1950（昭和25）年まで死因順位の第1位であったが，その後急激に減少している〈**表7.5**〉．しかし現在でもなお毎年全国で1万数千人もの新登録結核患者があり，罹患率も先進諸国の中で突出して高い〈**図7.1**〉．都道府県別に罹患率（2020（令和2）年）をみると，最も高い大阪府（人口10万対 15.8）から最も低い宮城県（同

〈表7.5〉結核の死亡数と死亡率（人口10万対）

年	死亡順位	死亡数	死亡率
1950（昭和25）	1	121,769	146.4
1975（昭和50）	10	10,567	9.5
1985（昭和60）	16	4,692	3.9
1995（平成 7）	23	3,178	2.6
2000（平成12）	24	2,656	2.1
2005（平成17）	25	2,296	1.8
2010（平成22）	25	2,129	1.7
2020（令和 2）	※	1,909	1.5

※ 2020 年は結核の死因の順位の公表はなかった．

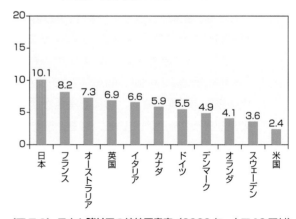

〈図7.1〉日本と諸外国の結核罹患率（2020年，人口10万対）
(WHO "TB country, regional and global profiles, 2020" より作成)

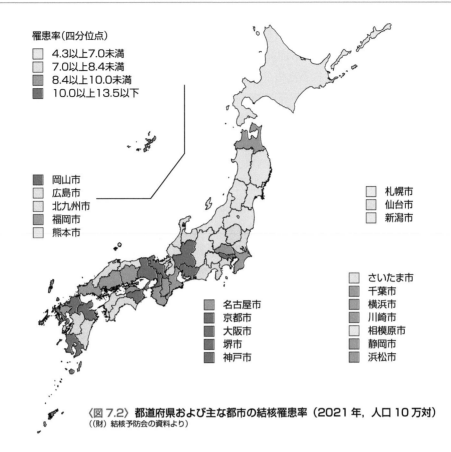

罹患率(四分位点)

- 4.3以上7.0未満
- 7.0以上8.4未満
- 8.4以上10.0未満
- 10.0以上13.5以下

岡山市
広島市
北九州市
福岡市
熊本市

札幌市
仙台市
新潟市

さいたま市
千葉市
横浜市
川崎市
相模原市
静岡市
浜松市

名古屋市
京都市
大阪市
堺市
神戸市

〈図7.2〉都道府県および主な都市の結核罹患率（2021年，人口10万対）
（（財）結核予防会の資料より）

5.9）まで大きな幅があり，また大阪市の罹患率が21.0であるなど，地域差が大きいが，おおむね大都市圏において罹患率が高い傾向がみられる〈図7.2〉．わが国で結核の罹患率の低下がはかばかしくない理由としては，住所不定者や外国人などの感染や高齢者の再発，患者発見（診断）の遅れなどが原因として考えられる．看護師・保健師結核罹患率は一般人の約4.5倍という報告（青木，2006）もあることから，医療機関における結核感染防止対策の徹底がのぞまれる．

　結核の治療には必ず2剤以上の抗結核薬を併用するのが原則である．確実な治療完了のため，医療従事者の前で患者に服薬させる「DOTS：directly observed treatment short course」（直接監視下短期化学療法）がWHOにより推奨されている．近年，複数の抗結核薬に耐性をもった多剤耐性菌の出現が大きな問題となっている．

b）腸管出血性大腸菌感染症（三類感染症）

　ベロ毒素を産生する大腸菌（O157など）による感染症であり，汚染された食品や飲料水によって感染が広がる．重症化すると溶血性尿毒症症候群（HUS）を併発し，死亡することもある．2007（平成19）年5月には東京都内の学生食堂において429名も患者が発生する大規模なO157による集団食中毒が発生した．また2011（平成23）年に富山県等の焼肉店で発生したO111による集団食中毒では患者181人のうち5人が死亡し，これを受け飲食店における生食用の牛肉の提供には厳しい制限が設けられた．

c）ウイルス性肝炎（A型およびE型：四類感染症，B型，C型およびD型：五類感染症）

　A型肝炎は食物や飲料水を介して経口感染する．開発途上国では常在しており，旅行する

際には不活化ワクチンの予防接種が望まれる.

　B型肝炎およびC型肝炎は血液などの体液を介して感染する. 輸血血液についてはスクリーニングテストが実施されるため, 輸血や血液製剤を介した感染は少なくなっている. 出産時に産道で新生児が感染する母子感染（垂直感染）, 医療現場での事故（針刺しなど）による医原性感染あるいは性行為による感染などが問題になっている. また薬物濫用者間の注射器の使い回し, 刺青あるいはピアスの穴あけで感染する場合もある. B型肝炎ウイルスのキャリア（保菌者）である母親から生まれた新生児にはワクチンあるいは免疫グロブリンが投与される.

　D型肝炎は診断が困難であるため, 正確な感染状況は把握されていない. わが国ではきわめてまれであると考えられている.

　E型肝炎はほとんどが海外で感染した例であったが, 国内では動物内臓肉の生食による感染が報告されている.

d）後天性免疫不全症候群（エイズ）（五類感染症）

　エイズはHIV（ヒト免疫不全ウイルス）により起こる疾病であり, 性行為, 血液（注射器の使い回しなど）あるいは母子感染（垂直感染）により感染が広がると考えられている. 輸血・血液製剤による感染もあったが, 現在はスクリーニング検査が徹底されているためほとんど心配はない. HIVに感染した当初は風邪症状を呈することもあるが, 大部分の感染者は6～8週間で抗HIV抗体は陽性となる. その後数年間は無症候キャリアとして経過するが, 免疫力が低下するなどして, 特徴的症状であるニューモシスチス肺炎, 重症のカンジダ症, 難治性のヘルペスあるいはカポジ肉腫などを発症するとエイズと診断される. 多剤併用療法が開発されているが, エイズ発症後の根治治療は非常に困難である.

e）性感染症（STD：sexually transmitted disease）（梅毒, 性器クラミジア感染症などが五類感染症）

　性行為を介して感染する感染症を性感染症と総称する〈**表7.6**〉. これには前述のB型肝炎,

〈表7.6〉性感染症

疾病（病原体）	潜伏期	症状	治療など
梅毒 （梅毒トレポネーマ）	3～4週	第1期：～3か月　硬性下疳 第2期：3か月～3年　バラ疹 第3期：3～10年　ゴム腫 第4期：10年以降　神経梅毒	ペニシリンの内服 母子感染の場合, 子どもは先天性梅毒となる
淋病 （淋菌）	男：2～9日 女：不明	男：排尿時・勃起時の痛み 女：特徴的な症状なし	抗生物質の内服 男女とも不妊症の原因
性器クラミジア感染症 （クラミジア・トラコマチス）	1～3週	男：排尿時・勃起時の痛み 女：特徴的な症状なし	抗生物質の内服 男女とも不妊症の原因
性器ヘルペス （単純ヘルペスウイルス：HSV）	2～10日	性器周辺に特有の水泡, 発疹, 潰瘍, 排尿痛	抗ウイルス薬の内服と軟膏塗布
尖圭コンジローマ （ヒト乳頭状ウイルス：HPV）	1～2カ月	外陰部の疣贅（ゆうぜい：いぼ）	DNA合成阻害剤軟膏塗布, 外科手術
膣トリコモナス症 （トリコモナス原虫）	1～4週間	男：ほぼ無症状 女：悪臭の強いおりもの	抗原虫剤の内服・膣錠
肝炎 （B型肝炎ウイルス：HBV） （C型肝炎ウイルス：HCV）	1～3カ月	全身倦怠感, 黄疸など	インターフェロン治療 肝硬変から肝がんへと進行することもある
エイズ （ヒト免疫不全ウイルス：HIV）	10年	免疫不全症状, カリニ肺炎, カポジ肉腫など	複数の薬物の併用療法

C型肝炎や後天性免疫不全症候群（エイズ）も含まれる．性感染症はかつては「性病」と呼ばれ，普通の生活をする一般人とは無関係の，特別な人々が罹患する感染症と思われがちであった．近年でもエイズはその流行が広範でない頃，ホモセクシャルの人たちの間のみでかかる奇病であるといった認識も少なくなかった．ところが，今や性病はかつての〝特別な人々がかかる感染症〟ではなくなってきて，普通の性生活を持つ人々でも感染しうる疾病になっている．この状況に対応するため，1999（平成11）年4月から施行された感染症法で，「性病」は「性感染症」とされ，他の感染症と同等の疾病として扱われるようになった．

f）インフルエンザ（鳥インフルエンザと新型インフルエンザをのぞく）（五類感染症）と新型インフルエンザ（新型インフルエンザ等感染症）

インフルエンザはわが国では例年冬季に流行する．一方，沖縄県に限り7～8月にかけてもう1つの流行のピークがみられるが，この原因は明らかでない．インフルエンザは感染症法上定点把握疾病であるが，各都道府県ごとに定点当たり30人の報告数を超えた保健所の管内人口の合計が，その都道府県人口の30%を超えた場合「インフルエンザ流行警報」が発令される．

インフルエンザウイルスの亜型にはA型，B型およびC型の3型があり，このうちA型とB型がヒトのインフルエンザの原因になる．A型とB型のウイルスの持つヘマグルチニン（HA：haemagglutinin）とノイラミニダーゼ（NA：neuraminidase）という糖たんぱくの変異が，それぞれHAに16種類，NAに9種類あり，その組み合わせの数の亜型がある．亜型はH1N1-H16N9といった略称で表現されている．この亜型のうちヒトのインフルエンザの原因になるのはH1N1，H3N2，H1N2およびH2N2の4種類である．同じ亜型，例えばH1N1であってもさらに細かな遺伝子の変異によって生じる変異株ごとに抗原性や宿主が異なる．A型は遺伝子が変異しやすく，大きく変異することによってパンデミックを引き起こしやすい．20世紀には，スペイン風邪（1918年，H1N1），アジア風邪（1957年，H2N2）および香港風邪（1968年，H3N2）と呼ばれるインフルエンザのパンデミックがみられ多くの死亡者があったが，後述の「新型インフルエンザ（H1N1）2009」も含めていずれもA型によるものであった．

インフルエンザにはワクチンが有効であるが，新型インフルエンザの場合は発生してからでないと有効なワクチンが製造できない．またワクチンにアレルギーを示す人もある．このような場合に予防目的および治療目的で，ザナミビル（商品名：リレンザ）やオセルタミビル（商品名：タミフル）などの抗インフルエンザ薬が用いられる．

2009（平成21）年4月24日，メキシコおよび米国で豚インフルエンザがヒトの間で流行していることがWHOから公表された．同月28日にはインフルエンザのパンデミック警戒水準のフェーズ4がWHOから発表され，わが国では厚生労働大臣が「新型インフルエンザ等感染症」が発生したことを宣言した．わが国での最初の患者の確認は同年5月である．その後複数の大陸において地域レベルでの感染が拡大し，同年6月12日に警戒水準はフェーズ6にまで引き上げられた．同年8月末よりわが国では流行が始まり，11月には定点当たりの報告数が39.6にまで達した．その後患者数は減少に転じ，2010（平成22）年3末には沈静化した．同年12月半ばには再び流行入りし，2011（平成23）年1月末に流行のピーク（定点当たり報告数31.9）を迎え，3月末に流行がほぼおさまった．この新型インフルエンザは同年4月1日以降「インフルエンザ（H1N1）2009」という名称で呼ばれている．このインフルエンザによる死亡者数は国内では199人（厚生労働省による），全世界で約20万人（Dawoodら，2012）であったと推計されている．

g）デング熱（四類感染症）

ネッタイシマカなどの蚊によって媒介されるデングウイルスによる感染症である．突然の発熱で始まり，頭痛（特に眼窩痛）・筋肉痛・関節痛を伴うことが多い．熱帯，亜熱帯地域で広くみられる．2014（平成26）年に東京を中心に流行し，約160人の患者が報告されたが翌年には流行はしなかった．

h）ジカウイルス感染症（四類感染症）

ヤブカ属の蚊によって媒介されるジカウイルスによる感染症である．発熱，斑状丘疹性発疹，

関節痛・関節炎，結膜充血が主な症状である．ブラジルでは妊婦がジカウイルスに感染することで小頭症児が多発している．2016（平成 28）年より四類感染症に指定されている．

i) ハンセン病

ハンセン病はらい菌によって引き起こされる感染症である．経気道的に感染するが，感染力はきわめて弱い．現在では治療法が確立しており，患者に重篤な後遺症が残ることや患者が感染源となることはほとんどないし，感染症法に指定されている感染症でもない．感染症法の前文に「我が国においては，過去にハンセン病，後天性免疫不全症候群等の感染症の患者等に対するいわれのない差別や偏見が存在した」と記されているように，適切な治療を受けないと皮膚に重度の病変が生じること，「らい予防法」（1996（平成 8）年廃止）により隔離政策が基本であったことなどから患者・元患者に対する偏見や差別がわが国では根強かった．このような偏見や差別を解消すべく，2008（平成 20）年に患者の医療体制の整備，社会復帰支援および名誉回復の措置などを定めた「ハンセン病問題の解決の促進に関する法律」が成立した．

j) 小児に多い感染症

麻しん（五類感染症）：　麻しんウイルスの飛沫感染により発生する．感染するとほとんどが顕性感染となる．ワクチン接種が予防に有効であるが，自然感染の減少によりブースター効果（追加免疫効果）が得られにくくなっている．またわが国では近年でも定期的に麻しんが流行しており，これは先進国の中では特異な状況である．そのため国は「麻しんに関する特定感染症予防指針」の中で，2008（平成 20）年 4 月から 5 年間を麻しん排除のための対策期間と定め，麻しんを五類感染症の定点把握から全数把握内に変更し，さらにこの期間内限り従来 1 回であった麻しんの予防接種を 2 回実施することとした．その後，2015（平成 27）年には WHO により日本は麻しんの排除状態にあることが認定された．

水痘（五類感染症）：　水痘帯状疱疹ウイルスによって発症する．小児では軽症に経過することが多いが，成人の場合あるいは免疫不全患者などは重症化し致死的経過をとることもある．予防にはワクチン（生ワクチン）接種が有効である．

風しん（五類感染症）：　風しんウイルスが病原体である．麻しんや水痘と比べて伝染力は弱い．妊娠早期に妊婦が感染すると先天性風しん症候群（先天性心疾患，難聴および白内障などの症状を呈する）を来たす場合がほとんどである．予防にはワクチンが効果的であり，麻しんとの混合接種が幼・小児期に行われている〈**表 7.4**〉．

流行性耳下腺炎（五類感染症）：　ムンプスウイルスの感染で発症する．比較的年長児では精巣炎，卵巣炎，膵炎あるいは髄膜炎を併発する．多くの国でワクチンの定期接種が行われているが，MMR 接種の行われた 1988（昭和 63）年から 1993（平成 5）年までの期間を除き，定期接種ではなく任意接種とされている．

咽頭結膜熱（五類感染症）：　発熱，咽頭炎および眼症状を主とするアデノウイルスによる感染症である．季節的に地域で流行することもあり，また学校などで散発流行がみられる．プールでの感染が多いことからプール熱とも呼ばれる．学校感染症に指定されており，感染した児童・生徒は主要症状が消退した 2 日後まで出席停止を求められる（11 章参照）．

J　その他の感染症

a) 新 興 感 染 症

　1970年以降に新たに病原体が確認され，これまで知られていなかった感染症を新興感染症という．エイズ，鳥インフルエンザおよび腸管出血性大腸菌感染症のほか以下の感染症などがある.

　エボラ出血熱（一類感染症）：　エボラウイルスを病原体とする感染症．発症は突発的で，発熱，悪寒，頭痛，筋肉痛および消化器症状などを呈する．進行すると全身から出血がみられ，死亡する．致死率は50～89%と非常に高く，死亡者のほとんどに消化管出血がみられる．ワクチンや予防薬はない.

　SARS（Severe Acute Respiratory Syndrome：重症急性呼吸器症候群）（二類感染症）：　SARSコロナウイルスによって引き起こされ，急激な発熱，乾性咳嗽および呼吸困難などの症状を呈する．コロナウイルスは電子顕微鏡で王冠のようにみられることからこの名前がある．2002（平成14）年11月に中華人民共和国広東省で最初の発生があり，WHOによって2003（平成15）年7月に終息宣言が出されるまでの間に8,098人が感染し，774人が死亡した．ワクチンや予防薬はない.

　ウエストナイル熱（四類感染症）：　ウエストナイルウイルスによる感染症である．感染した鳥から蚊が媒介してヒトに感染する．発熱，頭痛，咽頭痛，筋肉痛および関節痛が主な症状である．感染者のうち80%は症状が現れない不顕性感染となる．ワクチンや予防薬はない.

　MERS（Middle East Respiratory Syndrome：中東呼吸器症候群）（二類感染症）：　MERSコロナウイルスによる感染症で，2012（平成24）年にアラビア半島を中心に初めて流行が確認された．せきなどの呼吸器症状が主であるが，消化器症状を呈することもある.

　新型コロナウイルス感染症（COVID-19）：　2019（令和元）年12月に中国南部（武漢市）で出現した新型コロナウイルス（SARS-CoV-2）による感染症である．またたく間に世界中に流行が拡大し，2020（令和2）年1月30日，WHOにより「国際的に懸念される公衆衛生上の緊急事態（PHEIC：Public Health Emergency of International Concern）」が宣言され，同年3月11日にはパンデミックの状態にあるとされた．わが国での流行当初の段階では感染症法上の指定感染症とされていたが，2021（令和3）年2月より新型インフルエンザ等感染症に含まれるものとされた．これに伴い新型コロナウイルス感染症に関して新型インフルエンザ等対策特別措置法が適用されることとなり，政府が緊急事態宣言を発令すれば都道府県知事は外出の自粛や学校の休校を要請できることとなった．新型コロナウイルスの表面にはスパイクと呼ばれる突起物（Sたんぱく）があり，これが感染者の上気道あるいは下気道の細胞上のアンジオテンシン変換酵素2（ACE2）をレセプターとして利用し，細胞内に入り込んで増殖する．新型コロナウイルスはRNAウイルスであり，変異株が生じやすい．2022（令和4）年9月現在，同ウイルスの変異株としてアルファ株，ベータ株，ガンマ株，デルタ株およびオミクロン株があり，それぞれ感染力やワクチンの効果が異なる.

b) 再 興 感 染 症

　過去に流行がみられ，その後終息したとされていた感染症が再び猛威を振るうことをいう．結核やマラリアがこれに該当する.

c) 環境に起因する感染症

近年飲料水や建物の空調を介した感染症が問題となっている.

クリプトスポリジウム感染症（五類感染症）： クリプトスポリジウム原虫が経口的（おもに飲料水による）に体内に入ることで感染する. 下痢などの消化器症状が2～3週間持続し, 免疫力の低下している患者では死亡する場合もある. わが国では集団発生が時折発生するが, これは感染した野生生物の糞便を介して上水道の水源にクリプトスポリジウム原虫が入り込むことによるものと思われる. クリプトスポリジウム原虫は通常の塩素消毒では死滅しない.

レジオネラ肺炎（四類感染症）： レジオネラ菌による感染症である. 症状は他の細菌性肺炎との区別は困難である. 空調冷却水内で増殖したレジオネラ菌が冷却塔（クーリングタワー）から飛散してそれを吸入すること, あるいは入浴施設の水循環装置や浴槽表面で増殖した菌がシャワーの湯や浴槽の気泡装置で発生したエアロゾルに含まれて気道に吸入されることなどで感染することが多い. わが国では温泉施設の打たせ湯などにおける感染事例が多い. 1976（昭和51）年にアメリカ合衆国ペンシルベニア州米国在郷軍人会の大会が開かれた際に, 空調機から排出されるエアロゾルに混じったレジオネラ菌による感染事件があったため「在郷軍人病」と呼ばれることもある.

K 生 物 テ ロ

病原体やその毒素などを凶器として使用するテロ攻撃をいう. わが国では生物テロの事例はないが, 感染症法では生物テロに使用されるおそれのある病原体等の管理の強化のため, 特定の病原体やその毒素等について, 所持や輸入の禁止, 許可, 届出および基準の遵守等の規制を設けている.

8. 社会経済的要因と健康

A　健康の社会的決定要因

a）世界における社会的決定要因への注目

　　健康状態の差は，ライフスタイルや環境，保健医療の違いによって起こるが，これらをま
た決定しているのは政治的，社会的，経済的要因である．生まれついた社会によって健康格
差ができることは，本人の責任ではなく，社会が引き起こしている不公平である．このよう
な健康格差の要因を「健康の社会的決定要因」と呼ぶ．これは健康問題の「原因の原因」へ
の着目である．

　　欧米では，イギリスを中心として，健康や疾病の要因として社会経済的要因が検討される
ことが多い．世界保健機関（WHO）の欧州事務局による『健康の社会的決定要因：確かな事
実』（2003 年）では，10 の要因について次のようにまとめている．

1. 社 会 格 差
　どの社会でも，社会階層が低くなるほど，平均寿命は短く，多くの疾病がみうけられる．これは，資産のなさ，教
育程度の低さ，不安定な仕事，貧しい住環境などによる社会的経済的ストレスの多い状況での生活が影響するもので
ある．そのため，福祉政策では，セーフティネットだけでなく，不利な状況を抜け出す方法を提供する必要がある．

2. ス ト レ ス
　ストレスの多い環境は，人々を心配にしたり不安にさせたりして，ストレスにうまく対処できなくし，健康にダ
メージを与え，死を早めることもある．慢性的なストレスの根本要因を減らすために，学校，職場，その他の組織に
おける社会的環境のありかたは重要である．

3. 幼 少 期
　人生の良いスタートを切るには，母親と小さな子どもへの支援が必要である．幼少期の発達と教育が健康に及ぼす
影響は，生涯続く．胎児期と乳幼児期に発育不良や愛情不足であったりすると生涯を通じて病気がちになったり，成
長した後でも体力や認識力の低下，情緒不安定を招く恐れがある．

4. 社 会 的 排 除
　生活の質が低いと，その人生は短くなる．貧困，社会的排除，差別は，困窮や憤りを引き起こすことで，命を縮め
る．絶対的貧困（生きていく上での基礎的な物が不足している状態）のみならず，相対的貧困（国民平均収入の
60% 未満）は，世間並みの住環境，教育，交通といった，積極的に生きていくことに不可欠なものを遠ざけてしま
う．社会的排除は，人種差別などの差別，スティグマ化（レッテル貼り），敵意，失業でも生じる．貧困と社会的排除
により離婚，別居，障害，病気，薬物使用，社会的孤立などの危険性が高まり，それがまた貧困や社会的排除をもた
らすという悪循環を生み出す．

5. 労 　 働
　職場でのストレスは，疾病のリスクを高める．仕事上のコントロール度（自由度や裁量権）がある人ほど，健康状
態が良好である．仕事の要求度（負荷や責任）が高い上に，コントロール度の低い仕事には，とくに健康リスクが高
まる．仕事上の努力に見合わない低い報酬（賃金や昇進，自分に対する満足感）も疾患と関連している．それに対し
て，職場内のソーシャルサポートによって，人々を守ることができる可能性が示唆されている．

6. 失 　 業
　雇用の安定は，健康，福祉（well-being），職務満足度を高める．失業率が高いほど，病気にかかりやすく，早死
をもたらす．失業問題を意識し，解雇されることに恐怖を感じると健康への影響が発生するが，それは不安定な状況
に対する不安感のためである．

7. ソーシャルサポート
　友情，良好な人間関係，強いサポートネットワークは，家庭，職場，地域社会における健康を推進する．社会的に
支えられていると感じることが，生きていく上での精神的，現実的な励みとなる．他者からの社会的・精神的な支え

を期待できない場合，人々の健康状態は悪化しやすい．

8. 薬 物 依 存

アルコール，薬物，たばこを習慣とし，健康を害してしまうのは個人の責任であるものの，常用に至るにはさまざまな社会的環境も影響している．アルコール依存症，不法薬物の使用や喫煙はすべて社会的・経済的に不利な状況と密接に関わっている．貧しい住宅事情，低賃金，孤立した親，失業，ホームレスといった社会的喪失と喫煙率の高さおよび禁煙率の低さは表裏一体である．飲酒，喫煙，不法薬物の使用は主要な多国籍企業や犯罪組織による精力的な売買や宣伝により助長されており，これらは若い世代の使用を食い止めようとする政策に対し大きな障害となっている．

9. 食 品

世界市場が食料の供給に大きく関わっているため，健康的な食品の確保はひとつの政治的課題である．食生活が，エネルギーの多い脂肪や糖質の過剰摂取へと変容し，肥満が増加した．多くの国では，貧困層は新鮮な食料品の代わりに安い加工食品を食べる傾向にあり，肥満は富裕層よりも貧困層に多くなった．

10. 交 通

健康を重視した交通システムとは，公共交通機関の整備により，自動車の利用を減らし，徒歩や自転車の利用を推奨することを指している．これの利点は，運動量の増加，死亡事故の減少，人と人との接触の増加，大気汚染の減少である．

2008 年には，WHO の健康の社会的決定要因委員会が，報告書をまとめ，健康の公平を実現するため，この一世代で格差をなくそうと呼びかけた．次のような 3 つの提案がされている．

① 日常生活の状況の改善

健康格差を生んでいる日常生活の改善である．小さな子どもの頃からの生活水準を確保するため，健康でいるために必要な収入が誰にも確保される社会的保護の政策が求められる．

② 権力，金銭，資源の不公正な分布を是正

日常生活における不公平の背景には，権力，富，必要な社会資源における不公平を生み出している社会がある．そこで，男女の不公平を含め，政府のすべての政策において健康やその平等を考慮し，社会的決定要因のために国家財政を強化し，国や世界の市場においても理解を得る．社会におけるすべての集団や市民に，健康とその平等のための社会づくりに参加してもらう．そして，健康の公平を世界的なゴールにしよう，というものである．

③ 問題の測定と理解，行動の影響の評価

健康格差を測定し，より深く理解し，政策のインパクトを評価することが重要である．健康格差と健康の社会的決定要因をモニタリングする地域的・国家的・世界的サーベイランスシステムをつくり，そのデータに基づいた研究でエビデンスを生み出す．政策立案者・利害関係者・保健医療実践者の健康の社会的決定要因に対する理解を促進し，社会の関心を高める必要がある．そして，健康の公平を実現する者は，政府だけでなく，全世界のすべての市民であるとしている．

b)「健康日本 21（第 2 次）」における社会的決定要因

世界的に見ても，社会の所得格差を表す指標であるジニ係数が大きい地域では，死亡率が高いが，これは日本でも同様である．また，都道府県別に見た健康寿命（日常生活に制限のない期間）では，男性 2.33 年，女性 3.90 年（令和元年）の差がある．

そこで，「健康日本 21（第 2 次）」（2012）では，「あらゆる世代の健やかな暮らしを支える良好な社会環境を構築することにより，健康格差（地域や社会経済状況の違いによる集団間の健康状態の差をいう）の縮小を実現する」とされ，社会環境にも重きが置かれている．そして，数値目標として，健康寿命の格差の縮小とともに，地域のつながりの強化や，健康

格差対策に取り組む自治体の増加などがあげられている.

B　貧困と格差

a）貧困と社会経済的地位

　　貧困とは,単に所得が低いことを表すだけではない.実際の生活水準が,必要最低限を下回り,容認されがたい状況を意味するが,その判断は国や地域の習慣や文化によって異なる.また,貧困とは,社会経済的な地位が低いことであり,それは資産,権力や権限,周囲からの尊敬などの威信,知識や情報などが少ないことである.社会経済的地位は,所得,職業,学歴などによる社会階層によって異なり,そこに社会経済的な格差が存在している.

b）社会経済的格差の拡大

　　現在,世界的に,社会経済的な格差は拡大している.例えば,喫煙の背景にも,個人の能力を超えた格差によるストレスが多い環境がある.格差が大きい不平等な地域では,貧困層だけでなく富裕層でも健康に悪影響が及ぶことが明らかになってきている.

　　日本においても,所得格差は,1980年代中盤から拡大し,人口の上位10%の富裕層の平均所得は,下位10%の10倍以上となっている.また,相対的貧困率(所得が国民の「中央値」の半分未満の割合)は約16%であり,所得格差とともにOECDの平均を上回る.とくに,ひとり親世帯の相対的貧困率は,約50%であり世界トップクラスである.しかも,親の社会階層が低いと,子どもの大学進学率が下がり,子どもの社会階層も低くなる傾向が続いている.多世代にもわたる健康格差の改善のためには,社会経済的な格差の是正が必要である.

C　人のつながりと健康

a）ソーシャルネットワークとソーシャルサポート

　　人間関係は,人々の健康に影響している.人と人とのつながりをソーシャルネットワーク,なかでも他者から支えてもらえることをソーシャルサポートと呼ぶ.これらは,人と人との絆であり,それがあると健康である理由の1つは,ストレスとの関連である.困ったことがあってもストレスと感じにくく,もしストレスに感じてしまっても,それを克服しやすいからである.

　　もう1つには,ライフスタイルや行動との関連である.ハーバード大学のクリスタキスらは,肥満が友達に伝染することを明らかにした.その理由には,友達が太ると太る,太っている人同士が友達になりやすい(類は友を呼ぶ),ほかの原因(例えば,友達が一緒にスポーツをしているなど)があげられている.また,ほかのさまざまな行動や幸せといった感情でも同様なことが示されている.

b）ソーシャルキャピタル（社会関係資本）

　　人とのつながりは,地域や職場でも同様で,サポートし信頼しあう集団の特徴をソーシャルキャピタル(社会関係資本)といい,それが豊かな集団ほど健康である.格差が大きい社会では,人々のつながりや信頼関係が失われることで,健康までもが損なわれてしまう.

D ヘルスリテラシー

a) ヘルスリテラシーと健康

　　ヘルスリテラシーとは，健康情報を入手し，理解し，評価して，適切に意思決定できる能力である．意思決定とは2つ以上の選択肢から1つを選ぶことであり，選択肢がなければ意思決定ができない．リテラシーとは，読み書き能力であり，社会に参加して，自分の潜在的な力を引き出して，自己実現できる力であり，人間の尊厳，誰もが持つ人権である．それは，健康情報の読み書きでも同じで，健康や生命につながっている．

　　ヘルスリテラシーが注目される理由は，保健医療の進歩により選択肢や情報が増えた中で，低い人ほど健康状態がよくなく，健康格差の要因であったからである．しかし，日本人のヘルスリテラシーは，欧州やアジアよりも低く，理解まではできても，判断や意思決定が難しいと報告されている．そのため，子どもの頃から，情報が科学的根拠（エビデンス）に基づいているかを評価して判断できる力と，よりよい意思決定のために，選べる選択肢とその長所と短所の両方を知り，自分の価値観に合ったものを選べる力を身につける機会が求められる．同時に，情報の提供者は，わかりやすい情報をつくり，理解できたかを本人の言葉で話してもらって確認しながら，納得のいく意思決定ができるように支援する必要がある．

b) 批判的ヘルスリテラシー

　　健康の社会的決定要因を変えるには，批判的ヘルスリテラシーが必要とされる．それは，ブラジルの教育学者フレイレによる批判的意識化からきている．彼は，貧しい農村の人々が，支配者によって抑圧され，文字を知らされず，否定的な自己像を植え付けられ，沈黙している文化を発見した．その解決方法は，人々がそれを意識化し，置かれている状況を客観的に自覚して，主体的に変えていくことである．

　　ヘルスリテラシーは，ソーシャルキャピタルの重要な要素でもある．それは，ヘルスリテラシーの向上のために人々互いに信頼しあって協力する文化や風土である．それを築き上げることが，自分たちの健康で充実した生活につながることを実感しともに喜べるチャンスをつくり出すことになる．

第III部
人々の健康

　"人"の健康と"人々"の健康．そこには，単なる単数形と複数形の違いを超えた視点が含まれている．"人"の健康を考える場合，目指すところはその人の幸福やQOL（quality of life）向上である．一方，"人々"の健康を考える場合，そこに浮き出てくるのは人々の暮らす社会の"よりよい"あり方であったり，次の世代の"よりよい"生き方であったりする．

　人間は好むと好まざるとにかかわらず，社会で生きる存在である．その社会を作り上げるのも人間であり，その社会から影響を受けるのも人間である．"人々"の健康もその社会から影響を受け，またその社会に影響を及ぼす．近年，社会のあり方と"人々"の健康に関する研究が盛んになってきた．

　"人々"の健康に世界基準で焦点が当てられたのは戦後のことである．緊張緩和（デタント）末期の1978年，旧ソビエト連邦の国際会議で出されたアルマ・アタ宣言では，プライマリ・ヘルス・ケアという先駆的な考えが提示された．"人々"の健康状態の不均衡が各国内および先進国／途上国間でみられており，それらの解消は国際社会の経済・社会的発展と密接に結びついていると謳われている．

　1986年，カナダの国際会議で採択されたオタワ憲章では，ヘルスプロモーションという画期的な考えが打ち出された．「すべての人々に健康を（ヘルス・フォー・オール）」という理念を実現するために，"人々"が自らの健康をうまくコントロールし，改善していくプロセスをヘルスプロモーションと位置づけた．"人々"が自らの健康をコントロールするということは，すなわち政治的な取り組みの重要性を意味しており，それゆえに保健部門以外への"唱導（アドボカシー）"の必要性が強く説かれている．

　そして世紀が変わるころ，"人々"の健康に影響する社会経済的因子の研究が立ち上がった．各国の状況が研究材料となったが，なかでもわが国（日本）の状況は世界の研究者の目を引いた．"人々"の健康が世界で最も良好な部類にはいるわが国がなぜそのポジションに至ったかの説明は，わが国は社会経済的格差が小さく，目に見えないつながり（ソーシャルキャピタル）が豊かであるからということであった．

　社会がどのような状態にあるかで"人々"の健康がある程度決まるという視点は，公衆衛生学を学ぶ若者たちに，疾病の予防や保健医療システムについてだけではなく，社会のあり方について常に問題意識を持てというメッセージを突きつけている．昨今，わが国でも社会経済的格差の拡大が指摘されている．これからは，"人"の健康だけではなく，"人々"の健康をさらに注視していくべき時代になったといえる．

（松浦賢長）

9. 健康教育・行動変容

A　健 康 の 概 念

a) 健康の定義

世界保健機関（WHO）は，WHO憲章前文で「健康」を次のように定義している.

"Health is a state of complete physical, mental and social well-being and not
　merely the absence of disease or infirmity."
（「健康とは，病気でないとか，弱っていないということではなく，肉体的にも，精神的にも，
　そして社会的にも，すべてが満たされた状態であることをいいます.」日本WHO協会訳）

すなわち健康とは，病気に罹っていないとか身体が弱くないということだけではなく，身
体の体力値が高い状態であり，精神的にも安定していて心にゆとりがある状態であり，家庭，
職場，学校および地域社会などにおいて豊かな人間関係がある状態であることをいう. この
ように，健康を従来の「病気に罹っていない」という消極的な捉え方から，身体・精神・社
会という3つの側面から積極的に捉えるようになった（全人的健康）.

b) プライマリ・ヘルス・ケアとヘルスプロモーション

WHOが健康の定義を提唱した後も健康の捉え方は時代とともに変遷し，単なる寿命の延長
から生活の質（QOL）の向上を重視する考え方はさらに進み，すべての人々が積極的に健康
な状態を維持または獲得するための保健医療活動や，健康増進への取り組みを支援する環境
づくりへの戦略が提唱された.

1978年にはWHOと国連児童基金（UNICEF：United Nations Children's Fund）に
よりプライマリ・ヘルス・ケア（PHC）の概念が示された（「アルマ・アタ宣言」）. また，
1986年には健康増進（ヘルスプロモーション）を健康づくりの戦略と位置づける「オタワ
憲章」，さらに，2005年に「バンコク憲章」が採択された（20章「国際保健」参照）.

c) 医の倫理と患者の権利

WHO憲章前文では，健康を定義するとともに，「人種，宗教，政治信条や経済的・社会的
条件によって差別されることなく，最高水準の健康に恵まれることは，あらゆる人々にとって
の基本的人権のひとつです」と述べられている. 到達しうる最高度の健康を享受すること，す
なわち「良質な医療を受ける権利」や「健康教育を受ける権利」については，ヒポクラテス
の誓いの現代版であり医師のあるべき姿を宣誓した「ジュネーブ宣言」や，患者の権利に関
する宣言文である「リスボン宣言」でも述べられている. また，日本国憲法第25条におい
ても，「国民の生存権（すべて国民は，健康で文化的な最低限度の生活を営む権利を有する）」
と「国の社会的使命（国は，すべての生活部面について，社会福祉，社会保障及び公衆衛生
の向上及び増進に努めなければならない）」が基本的人権として定められている. さらに，医

療者の任務としても，公衆衛生の普及向上や増進（医師法第一条，歯科医師法第一条，薬剤師法第一条，保健師助産師看護師法第一条），医療の普及及び向上（理学療法士及び作業療法士法第一条，言語聴覚士法第一条）が定められている．

B　疾病予防の概念

　公衆衛生学は，個人や集団の保健・医療・福祉の向上を目標とする実践科学であり，社会医学系に位置している．その主な目的は健康の保持増進（保健）と疾病予防であり，治療を中心とする臨床医学と比較して健康な人々を対象にすることが多い．また，公衆衛生学の領域は非常に広く，母子保健，小児保健，学校保健，産業保健，成人・老人保健，精神保健，環境保健，感染症対策など，人の一生のあらゆるライフステージにおける健康の保持増進や疾病予防と関連が深い．公衆衛生学や予防医学領域における疾病予防の概念は，「一次予防」「二次予防」「三次予防」の3段階に区分されている〈表9.1〉．

〈表9.1〉疾病予防の概念

一次予防	健康増進	健康教育，栄養指導，健康相談
	特殊予防	予防接種，事故防止による傷害の発生防止，職業性疾患や作業関連疾病の予防
二次予防	早期発見・早期治療	健康診断，人間ドック，がん検診，新生児・乳児マススクリーニング
	適切な医療と合併症対策	高血圧患者に対する服薬指導や減塩指導
		糖尿病患者に対する栄養指導や運動指導
		COPD患者に対する禁煙指導
三次予防	機能障害防止	後遺症予防，再発予防，人工透析
	リハビリテーションによる社会復帰	PTによる理学療法
		OTによる作業療法
		STによる構音・発語訓練，嚥下訓練

a) 一 次 予 防

　一次予防は，「健康増進」と「特殊予防」である．「健康増進」とは，健康教育や栄養指導，健康相談などにより生活習慣や生活環境を改善し，積極的に健康な状態を維持するとともに，病気に罹らないようにすることである．また，「特殊予防」とは，特定の疾患の発生に対する予防策を講じることである．

b) 二 次 予 防

　二次予防は，「早期発見・早期治療」と「適切な医療と合併症対策」である．「早期発見・早期治療」とは，健康診断，人間ドック，がん検診，新生児・乳児マススクリーニングなどによって疾病の早期発見・治療を行い，疾病の重症化を防ぐ対策のことである．また，「適切な医療と合併症対策」とは，早期に疾病の治療を開始するとともに，適切な薬物治療や食事療法，運動療法を継続し，合併症を予防することである．

c) 三 次 予 防

　三次予防は，「機能障害防止」と「リハビリテーションによる社会復帰」である．「機能障害防止」とは，治療の過程における保健指導やリハビリテーションによる後遺症予防や再発予防，人工透析などである．また，「リハビリテーションによる社会復帰」とは，リハビリテーション専門医，理学療法士（PT：physical therapist），作業療法士（OT：occupational therapist）および言語聴覚士（ST：speech-language-hearing therapist）などの多数の専門職の協業によって行われるリハビリテーションにより，日常生活動作（ADL：activities of daily living）*の向上を目指し，社会復帰を支援することである．

> *ADL：　自立した生活を営むために必要な身体的動作のことであり，その指標には，食事，排泄，歩行および移乗，整容（着替え，歯磨き，整髪など），入浴などが含まれている．リハビリテーションでは，「できるADL（能力）」よりも「しているADL（実行状況）」を重視し，残存機能を最大限に活用してADLの向上と社会復帰を支援することを理念としている．さらに近年では，高齢者の自立度の水準（どの程度自立した生活を送れているか）を評価する指標として，手段的日常生活動作（IADL：instrumental activities of daily living）も重視している．IADLとは，ADLではとらえられない高次の生活機能のことであり，その指標には，買い物，調理，洗濯，金銭管理，服薬管理などが含まれる．

C　疾病予防のための公衆衛生学的アプローチ

疾病予防のための公衆衛生学的アプローチには，「ポピュレーションアプローチ」と「ハイリスクアプローチ」という2種類の概念がある〈図9.1〉．疾病予防施策を効果的に推進するためには，集団全体に予防効果をもたらすポピュレーションアプローチと，対象と介入方法が明確なハイリスクアプローチを車の両輪として適切に連携させ進めていくことが重要である．

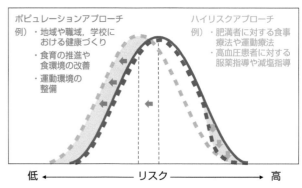

〈図9.1〉ポピュレーションアプローチとハイリスクアプローチ

a）ポピュレーションアプローチ

ポピュレーションアプローチとは，対象を一部に限定せずに，リスクや疾病の有無にかかわらず集団全体に働きかけ，集団全体における将来の疾病の発症を抑制するアプローチ方法のことである．疾病予防の概念では主に一次予防の役割を担っている．

このアプローチは集団全体のリスク低減への寄与が大きい．また，ハイリスク群を選別（スクリーニング）するための労力がかからないという長所を有する．一方，リスクや疾病の有無を考慮しないため，アプローチの対象となるターゲットや介入方法，介入のタイミングが明確でなく，個人へのリスク低減効果が小さい．また，費用対効果が低いという短所を有する．

b）ハイリスクアプローチ

ハイリスクアプローチとは，健康診断などによって疾病を発症する可能性が高い（またはすでに疾病を発症している）ハイリスク群を早期に発見・治療を行うとともに，集中的に介入することにより，ハイリスク群に対して疾病予防を働きかけるアプローチ方法のことである．疾病予防の概念では主に二次予防の役割を担っている．

ハイリスクアプローチは対象群および対象群への介入方法が明確で，個人へのリスク低減効果が大きい．また，絞られた対象群へのアプローチのため，費用対効果に優れているという長所を有する．一方，単一のリスクを重視するあまり，生活習慣病などの潜在的なリスク

を評価できないため，集団全体の健康増進への寄与が小さい．また，ハイリスク群を選別（スクリーニング）するための労力がかかるという短所を有する．

D　行動変容ステージモデル

　医療者が患者の行動変容に対する気持ち（例えば喫煙者の禁煙，肥満者の運動，アルコール性肝障害患者の禁酒に対する気持ち）を推察する際には，「行動変容ステージモデル」の活用が有効である．この行動変容ステージモデル〈図 9.2〉は，「無関心期」「関心期」「準備期」「実行期」「維持期」の５つのステージから構成されており，医療者は患者がいまどのステージにあるかを推察し，その患者のステージに沿った的確なアプローチを行うことで，行動変容が実現（例えば禁煙の成功，運動習慣の定着，断酒の継続）しやすい．患者にとって，問題行動に対する行動変容のデメリット（面倒，困難，不安など）よりもメリット（健康増進，周囲の理解や支援など）が上回れば，患者は行動変容ステージの階段を昇り始めるので，医療者はその行動のきっかけを提供し，途中で階段を降りることのないよう計画的にフォローアップすればよいのである．

　① 無関心期：６カ月以内に行動変容を起こす意思がない．

　無理やり行動させない．医療者は，患者への情報提供に徹するとともに，患者が抵抗を示すことの理由や背景を推察する．

　② 関心期：６カ月以内に行動を起こす意思がある．

　医療者は，行動変容によるメリットとデメリットを患者から聞き出す．患者とともに行動変容することの利益を明確にしていく．

　③ 準備期：１カ月以内に行動を起こす意思がある．

　医療者は，患者自身が具体策を導き出せるように支援する．すなわち，具体的な実行計画案の作成や目標の設定を行う．

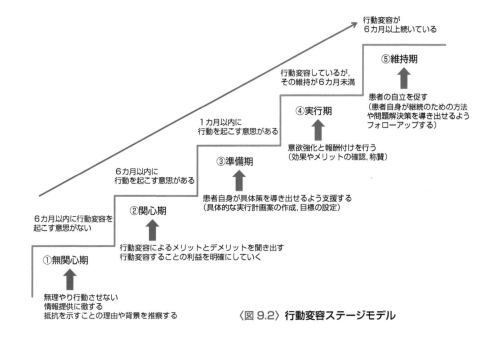

〈図 9.2〉**行動変容ステージモデル**

④ 実行期：行動変容しているが，その維持が 6 カ月未満である．

医療者は，患者への意欲強化（効果やメリットの確認）と報酬付け（称賛）を行う．すなわち，行動変容したことによって感じた効果やメリットを確認するとともに，行動変容の実践を称賛する．

⑤ 維持期：行動変容が 6 カ月以上続いている．

医療者は，患者の自立を促すことを目的としたフォローアップを行う．すなわち，行動変容を継続するための具体的な方法や逆戻りしそうになったときの問題解決策を患者自らが導き出せるようにフォローアップする．

行動変容ステージモデルの活用例（喫煙者に対する禁煙支援）： 行動変容の実現には，医療者はまず，患者に問題行動があるかどうかを識別するために問題行動の有無と状況を尋ね（Ask），もし問題行動がある場合は患者に行動変容の重要性を強くはっきりと勧め（Advise），患者の行動変容に対する気持ちを推察し（Assess），行動変容を希望する患者を支援し（Assist），行動変容の開始日やその後のフォローアップの計画を調整する（Arrange）ことが行動変容の支援策の基本となる．この 5 つの A による行動変容への介入法を「5A アプローチ」といい，行動変容ステージモデルへの支援策として効果的である．行動変容ステージモデルとその介入法である 5A アプローチの理解を深めるために，ここでは喫煙者に対する禁煙支援を例に概説する．なお，行動変容ステージモデルの活用は，喫煙者に対する禁煙支援のみならず，肥満者に対する運動支援やアルコール性肝障害患者に対する禁酒支援など，生活習慣病の予防と治療に関わる健康行動全般に適用可能である．

禁煙の行動変容ステージモデル

① 無関心期：禁煙する気はない．禁煙に興味がない．

患者は医療者の助言に対して抵抗を示す特徴があるので，禁煙の強制は逆効果である．また，喫煙に対する問題意識を持たないので，医療者は情報提供に徹し，患者の気づきを促すためのアプローチを行う．患者の禁煙への無関心や抵抗を示す理由や背景を推察する．

② 関心期：6 カ月以内に禁煙しようと考えている．禁煙の必要性は感じている．

患者は，問題行動（喫煙）には気づいてはいるが，その行動をやめたくない気持ちが混在している状態にある．医療者は，タバコをやめたときに得られるメリットと生じるデメリットを患者から聞き出し，禁煙することの利益を明確にしていく．

③ 準備期：1 カ月以内に禁煙しようと考えている．

患者が行動変容の具体的な実行計画案の作成や目標の設定を行う時期である．医療者は患者自身がその具体策（禁煙計画案の作成や禁煙開始日の設定など）を導き出せるように支援する．

④ 実行期：禁煙しているが，まだその期間は 6 カ月未満である．

行動変容（禁煙）を実践している時期であるが，逆戻り（再喫煙）しやすい時期でもあるので，医療者は意欲強化（効果やメリットの確認）と報酬付け（称賛）を行う．

⑤ 維持期：禁煙して 6 カ月以上経過している．

行動変容（禁煙）を維持している時期であるので，医療者は患者の自立に向けたフォローアップを行う．すなわち禁煙を継続するための具体的な方法や再喫煙しそうになったときの解決策を患者自らが導き出せるように支援する．

禁煙支援における 5A アプローチ

① Ask（尋ねる）：問題行動の有無と状況を尋ねる．

　医療者はまず，患者に問題行動（喫煙）の有無と状況を尋ねる．現在の喫煙状況だけではなく，喫煙の既往（喫煙者，過去喫煙者，非喫煙者），禁煙の既往（過去に禁煙したことはあるか，再喫煙の原因は何か），また，家庭や職場が受動喫煙の環境にないかどうかも尋ねる．この時点でまさに禁煙に挑戦中の場合の可能性もあるので，患者に関する情報を得ることは重要である．

② Advise（勧める）：行動変容の重要性を強くはっきりと勧める．

　医療者は問題行動（喫煙）の改善の重要性を強くはっきりと勧める．すなわち，本数を減らすなどといった妥協案ではなく，禁煙を勧める．また，現在禁煙中の者や過去に喫煙していた者には，再喫煙の予防のための情報を提供する．

③ Assess（推察する）：行動変容ステージモデルのどのステージにあるかを推察する．

　医療者は，患者の問題行動（喫煙）に対する考えが行動変容ステージモデルのどのステージにあるかを推察する．医療者は共感的な態度で接し，「開かれた質問法」を用いて進めることが有効である．開かれた質問法とは，例えば「禁煙したいと思いますか？」というような「はい」や「いいえ」で答えられるような質問方法ではなく，「禁煙したい気持ちは何％くらいありますか？」というような患者が自分の考えや希望を自然に訴えられるような質問方法のことである．

④ Assist（支援する）：行動変容を希望する患者を支援（情報や資料の提供）する．

　医療者は，問題行動に対する行動変容（禁煙）を希望する患者を支援する．医療者は，禁煙補助薬の種類（経口治療薬やニコチン製剤），投与方法（経口や貼付），それぞれの特徴（長所や短所），副作用出現時の対処方法などに関する情報を提供し，患者自身が具体的な禁煙方法を導き出せるよう支援する．ニコチン依存症を解説したパンフレット，禁煙手帳，禁煙ガイドブックなどの資料を提供することも患者の動機づけの支援に有効である．

⑤ Arrange（調整する）：開始日やフォローアップ予定日の計画，予想外の事態が生じた際の対策を調整する．

　医療者は，行動変容の開始日（禁煙開始日）やその後のフォローアップ予定日の計画を調整する．医療者は，計画的に患者をフォローアップするだけでなく，予想外の事態下で患者が不安や困難を感じても，いつでも相談できる医療チームと支援の体制を整えていることを伝える．また，患者が再喫煙してしまった場合も，いつでも再支援できる体制にあることをも伝え，ドロップアウトを予防する．

10. 母 子 保 健

　1965（昭和40）年に母子保健法が制定され，乳幼児の保健と母性の保護を包括的に取り入れた母子保健行政が全国的に展開されてきた．わが国の母子保健をめぐる状況は世界でも良好なものとなり，その改善に至るまでの経験を海外に"輸出"できるほどになった．2019（令和元）年には成育基本法（略称）が施行され，わが国の母子保健・医療をさらに向上させるための基盤が整備された．

A　母子保健の統計

　母子保健の現状を把握するための代表的な指標には次のようなものがある．

a) 妊 産 婦 死 亡

　わが国の最近における妊産婦死亡は年間30件前後であり，その大部分は出血や高血圧などの直接的産科死亡であった．出生10万対の妊産婦死亡率は4以下である．1960年は117.5，1970年は48.7，1980年は19.5，1990年は8.2と10年ごとに半減し，2019（令和元）年は3.4となり，世界でも良好な水準となっている．

b) 死　　産〈図10.1〉

　人口動態統計における死産とは，妊娠満12週以後の死児の出産であり，自然死産と人工死産とに分かれる．人工死産とは，胎児の母体内での生存が確実なときに人工的な処置が施され，それにより死産に至った場合をいい，それ以外は自然死産となる．

　死産率は，出産（出生＋死産）千対の率で表され，2020（令和2）年は20.1であった．死産比という指標もあり，これは死産数を出生千対で表したものである．

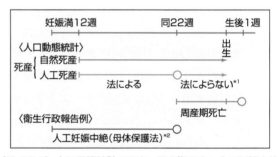

〈図10.1〉人口動態統計の死産・周産期死亡と人工妊娠中絶
*1 母体の生命を救うための緊急避難の場合などに限られる（死亡診断書・出生証明書・死産証書記入マニュアル（平成7年版）から）．
*2 平成3（1991）年以降，従来の「妊娠満23週以前」が「妊娠満22週未満」となった．
*3 ○は未満を示す．
（「国民衛生の動向 2021/2022」）

　自然死産：　1966（昭和41）年のひのえうまの年の突出を除けば，自然死産率は1961年の54.3をピークに徐々に減少しており，2020（令和2）年には9.5となっている．自然死産の約7割は，妊娠満12〜23週に発生している．また，25〜29歳の母で最も低く，若年層または高年層になるほど高くなっている．

　人工死産：　人工死産率は，1958年の50.5をピークに低下し始め，1974年には16.4となった．その後再び上昇し始め，1985年には自然死産を3,000件程度上回ったがその後低下傾向に転じ，2020（令和2）年には10.6と最低レベルとなった．人工死産の約4割は，妊娠満12〜15週に発生している．20歳代後半から30歳代前半が低く，それより若

年層または高年層になるほど高率になっている．なお死産統計では，母体保護法（後述，Fの g）参照）による人工妊娠中絶のうち，妊娠満12週から妊娠満22週未満のものを含んでいる．

　　人工妊娠中絶： 母体保護法における人工妊娠中絶は，妊娠満22週未満のものである．人工妊娠中絶件数は，1955年の117万をピークとして減少し始め，2020年度には約14万とかなり少なくなった．15歳から49歳までの女子人口千対の人工妊娠中絶率は，約6であり，世界でも低い水準に至った．また，10歳代後半（女子人口千対）の人工妊娠中絶率は約4であり，世界ではかなり低い水準にある．

c) 周産期死亡

　　周産期とは出産の前後という意味であるが，現在，わが国の周産期死亡とは妊娠満22週以後の死産と生後1週未満の早期新生児死亡を合わせたものをいい，その率を出産（満22週以後の死産＋出生）千対で表す＊．この期間の死産と早期新生児死亡は，ともに母体の健康状態に強く左右されるので，切り離して考えるよりも統一して観察することに利点がある．また国際比較のためには開発途上国など厳密な出産時の統計がとりにくい地域においても適用可能なように，母体外に胎児が出ても生存が可能とみなされる体重1,000g以上を統計の対象とすることが，WHOによって推奨されている．

＊ 1994年までは，「満28週」であり，率も「出生千対」で算出されていた．

　　わが国の周産期死亡率は1950年代後半から低下傾向にあり，1990年代に入り10以下と世界でもトップクラスの水準となっているが〈図10.2〉，早期新生児死亡率に比べ，満22週以後の死産比が約4倍と多い．

d) 乳 児 死 亡

　　出生1年未満の死亡を乳児死亡といい，率は出生千対で表す．この指標は，衛生状態の比較にしばしば用いられるが，それは乳児の生存が母体

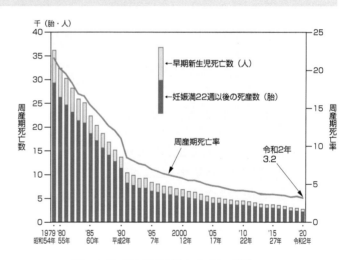

〈図10.2〉 周産期死亡数および率の推移
資料：厚生労働省「人口動態統計」（令和2年は概数である）
（「国民衛生の動向 2021/2022」）

の状態をはじめとして，環境衛生状況や社会状態などに強く影響されるからである．わが国の乳児死亡率は，1941（昭和16）年に100を切り，母子保健への取り組みの強化とともにその値は低下を続け，1960年には30.7，1970年には13.1，1980年には7.5と急減した．2020年には1.8と低率になり，世界トップクラスとなっている．最近の減少は主に早期新生児死亡の改善によるものである．乳児死亡の原因は先天的な異常や分娩時の異常が大半を占め，感染症主流の時代とは異なり，今後は著しい乳児死亡率の低下があまり望めない状況になっている．

　　新生児死亡： 生後4週未満の死亡を新生児死亡という．2020（令和2）年の出生千対

の新生児死亡率は0.8と，世界のトップクラスであった．

e）幼 児 死 亡

母子保健法（第 6 条）では生後 1 歳未満を乳児といい，その後小学校就学の始期に達するまでを幼児という．人口動態統計における 1〜4 歳の区分をみると，この時期の死因順位第 1 位は先天奇形，変形及び染色体異常（約13%），第 2 位は悪性新生物（約9%），第 3 位は不慮の事故（約9%）となっている．年齢階級 1〜4 歳の人口 10 万対の死亡率は2020（令和2）年に 17.5 となっている．死亡率は 1950（昭和 25）年の 926.8 から大きく減少したが，それは主に感染症や事故による死亡の減少であり，先天的な異常および悪性新生物に関しては著しい減少がみられなくなっている．

B　21 世紀の母子保健

「健やか親子 21」はわが国の母子保健ビジョンであり，関係機関・団体等が一体となって取り組む国民運動である．2015年からは「健やか親子 21（第 2 次）」として10 年計画で取り組まれている．

「健やか親子 21（第 2 次）」〈**図10.3**〉の理念は，（10 年後）すべての子どもが健やかに育つ社会の実現である．この理念のもとに，2 つの目的が描かれている．それは①日本全国どこで生まれても，一定の質の母子保健サービスが受けられ，かつ生命が守られるという地域間での健康格差を解消すること，②疾病や障害，経済状態等の個人や家庭環境の違い，多様性を認識した母子保健サービスを展

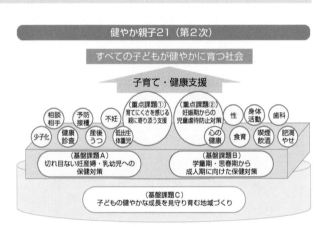

〈図10.3〉健やか親子 21（第 2 次）イメージ図
（「国民衛生の動向 2017/2018」）

〈表 10.1〉「健やか親子 21（第 2 次）」の 5 つの課題

基盤課題A	切れ目ない妊産婦・乳幼児への保健対策
基盤課題B	学童期・思春期から成人期に向けた保健対策
基盤課題C	子どもの健やかな成長を見守り育む地域づくり
重点課題①	育てにくさを感じる親に寄り添う支援
重点課題②	妊娠期からの児童虐待防止対策

開することである．すなわち，健康格差の解消と多様性への対応である．

「健やか親子 21（第 2 次）」では 5 つの課題が設定されている．それらは，3 つの基盤課題と 2 つの重点課題からなる〈**表 10.1**〉．

C　成 育 基 本 法

成育基本法（略称）の正式名は「成育過程にある者及びその保護者並びに妊産婦に対し必要な成育医療等を切れ目なく提供するための施策の総合的な推進に関する法律」であり，2019（令和元）年に施行された．成育基本法は，切れ目なく保健医療を提供し，安心して

子どもを産み育てることができる環境を整備することを目的としている．同法第 11 条に基づき，具体的な施策の展開方針について定めた成育医療等基本方針が 2021（令和 3）年に閣議決定された．

なお，「成育過程」とは，出生に始まり，新生児期，乳幼児期，学童期及び思春期の各段階を経て，おとなになるまでの一連の成長の過程をいい，また「成育医療等」とは，妊娠，出産及び育児に関する問題，成育過程の各段階において生ずる心身の健康に関する問題等を包括的に捉えて適切に対応する医療及び保健並びにこれらに密接に関連する教育，福祉等に係るサービス等をいう．

今後，保健の部分では「健やか親子 21」を内包しながら，施策が展開されることになる．

1. 目　的

母性並びに乳児及び幼児の健康の保持及び増進を図るため，母子保健に関する原理を明らかにするとともに，母性並びに乳児及び幼児に対する保健指導，健康診査，医療その他の措置を講じ，もって国民保健の向上に寄与することを目的とする．

2. 定　義

妊産婦…妊娠中又は出産後1年以内の女子
乳児…1歳に満たない者
幼児…満1歳から小学校就学の時期に達するまでの者
新生児…出生後28日を経過しない乳児

3. 主な規定

1. 保健指導（10条）
市町村は，妊産婦等に対して，妊娠，出産又は育児に関し，必要な保健指導を行い，又は保健指導を受けることを勧奨しなければならない．

2. 健康診査（12条，13条）
・市町村は1歳6か月児及び3歳児に対して健康診査を行わなければならない．
・上記のほか，市町村は，必要に応じ，妊産婦又は乳児若しくは幼児に対して，健康診査を行い，又は健康診査を受けることを勧奨しなければならない．

3. 妊娠の届出（15条）
妊娠した者は，速やかに市町村長に妊娠の届出をしなければならない．

4. 母子健康手帳（16条）
市町村は，妊娠の届出をした者に対して，母子健康手帳を交付しなければならない．

5. 低出生体重児の届出（18条）
体重が2,500g未満の乳児が出生したときは，その保護者は，速やかに，その旨をその乳児の現在地の市町村に届け出なければならない．

6. 養育医療（20条）
市町村は，未熟児に対し，養育医療の給付を行い，又はこれに代えて養育医療に要する費用を支給することができる．

〈図 10.4〉 母子保健法の概要
（「国民衛生の動向 2021/2022」）

D　母子保健法に基づく施策

母子保健法〈**図 10.4**, **図 10.5**〉は 1960 年に制定された．妊産婦等の定義や妊娠や低出生体重児の届出，母子健康手帳の交付，健康診査などについて規定されている．2017 年の改正において，母子保健施策が乳児及び幼児に対する虐待の予防及び早期発見に資するものであることに留意する旨が明記された（第 5 条）．

a）妊娠届と母子健康手帳

母子保健法により，妊娠した者は市町村長に妊娠の届出をすることになっており（第 15 条），これに応じて，母子健康手帳が各市町村から交付される（第 16 条）．このような母子健康手帳制度は，先進諸国ではあまり例をみない．母子健康手帳の起源は，1942 年の戦時下における妊産婦手帳の交付にさかのぼる．1948 年には児童福祉法に基づいて，母子手帳の配布が始まった．その後，母子保健法の施行とともに母子健康手帳と名前を変えた．手帳は二部構成である．前半は医学記録・健康記録のページで，全国統一の様式（省令様式）である．後半は，市町村独自の情報を織り込むことができる育児情報のページ（任意様式）である．

b）保健指導・訪問指導

妊娠，出産，育児に関する保健指導は市町村によって行われている（第 10 条）．

新生児の訪問指導は，第 11 条に基づき，市町村が必要に応じて行っている．妊産婦の訪問指導は第 17 条，未熟児の訪問指導は第 19 条に基づいて，市町村が必要に応じて行っている．新生児，未熟児については，さらに継続して訪問指導を行うことが可能である．

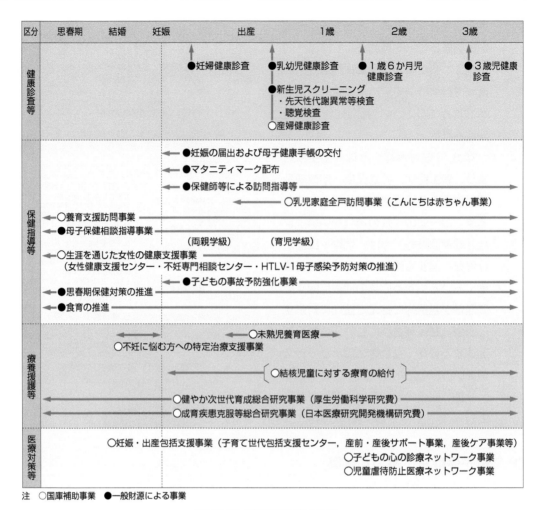

〈図10.5〉**母子保健対策の体系**
(「国民衛生の動向 2021/2022」)

注　○国庫補助事業　●一般財源による事業

　　産後ケア事業は出産後1年未満の母子を対象に，心身のケアや育児サポートを行うものである．こちらは第17条の2において，市町村の努力義務とされている．

c）健 康 診 査

　　健康診査は二次予防の機会として重要なだけではなく，一次予防からも保健指導に結びつける機会として重要である．

　　妊産婦健康診査：　近年，高齢で出産する妊婦やストレス・不安を抱える妊婦の増加傾向に対し，よりよい妊娠・出産を支援するための健診が必要となってきた．2008（平成20）年度から，14回程度の妊婦健康診査が公費負担されることになった．2010（平成22）年からHTLV-1（成人T細胞白血病：ATL原因ウイルス）が妊婦検診の標準項目に加えられ，2011（平成23）年度からは性器クラミジア検査も標準項目に追加された．

　　産婦健康診査：　産後うつの予防や新生児への虐待予防の観点から産婦健康診査の導入が図られた．2017（平成29）年度から市町村が実施する産婦健康診査2回分の公費助成が開始された．

乳幼児健康診査：

①　1歳6か月児健診（第12条）

歩行や言語などの精神運動発達の標識が得られやすくなる1歳6か月の時点で実施される．心身障害の早期発見をはじめとして，生活習慣の自立，むし歯の予防，栄養状態などを中心に健康診査が行われる．

②　3歳児健診（第12条）

幼児期のうちで身体発育及び精神発達の面から実施される．身体の発育，精神発達面及び斜視，難聴などの視聴覚障害の早期発見なども目的としている．近年は発達障害の早期発見という視点も取り入れられており，3歳半になる時期の健診としている自治体も多い．

③　乳児健診（3〜4か月児健診）等

乳児の場合，多くの自治体において，前期（生後3〜4か月：乳児健診）と後期（9〜10か月）で健康診査が行われている（母子保健法第13条等を根拠）．市町村によっては，2歳児歯科健診や5歳児健診等を実施している．

④　集団健診と個別健診

乳幼児健診には市町村が1カ所にて集団で実施する集団健診と，医療機関に委託して個別に審査を受ける個別健診の2つのタイプがある．

⑤　全国共通問診項目

2016（平成28）年度から，乳幼児健診における問診項目が標準化された．現在，多くの自治体で採用されている．全国や他の自治体との比較が容易になり，健康格差を把握できるようになった．

d) 低出生体重児と養育医療

出生時の体重が2,500g未満の場合，保護者はその旨を届け出なければならない（第18条）．また，出生時体重が2,000g未満の場合や体温が異常に低いなどの重症の未熟児に対しては，その養育に必要な医療に対する費用が一部公費負担されている（第20条）．

E　不妊症・不育症に対する支援

政府は不妊治療の助成制度について拡充を行ってきた（2022年4月から保険適用）．助成額については1回30万円，助成回数については1子ごとに6回までの拡充が行われることとなった（令和2年度，〈**表10.2**〉）．

〈表10.2〉特定不妊治療費助成の概要

年齢制限	43歳未満
年間助成回数	制限なし
通算助成回数	40歳未満：6回 43歳未満：3回
通算助成期間	制限なし

2回以上の流産・死産の経験がある者を対象に，不育症検査費用を助成することとなった．保険適用外の不育症検査（流産検体の染色体検査等）を受けた場合に1回につき5万円を上限として助成を行うこととなった（令和2年）．

不妊症，不育症への医学的・専門的な相談や悩み等の相談については，都道府県等に対して不妊専門相談センター事業を実施している（令和3年時点で約80か所）．

F　その他の母子保健・医療・福祉施策

a）新生児スクリーニング（先天性代謝異常等検査）

　　フェニールケトン尿症などの先天性代謝異常や先天性甲状腺機能低下症（クレチン症）などは，早期発見・早期治療により，その後の心身障害の発生を予防することが可能である．すべての新生児を対象として血液を用いて新生児スクリーニング検査が実施されている．2014（平成 26）年度からは，見逃し例がきわめて少ないタンデムマス法が導入されている．

b）新生児スクリーニング（聴覚検査）

すべての新生児に対して聴覚検査が実施されるよう推進が図られている．市町村および医療機関が，要再検査（リファー）とされた児の保護者へ，療育の選択肢（手話，補聴器，人工内耳等）に関する情報提供を行うことなどが求められている．検査を受けていない児を把握した場合には，早期診断につなげられるよう配慮することとなっている．

c）乳幼児突然死症候群（SIDS）対策

　　SIDS は特定の原因が同定されておらず，予測も難しい．年間死亡数は平成 3 年に 500 人を超えていたものが漸減し，令和元年には 80 人を下回っている．リスク因子（うつぶせ寝，喫煙等）に関する知識の普及・啓発に関して，ポスターや母子健康手帳等，さまざまな媒体が用いられている．

d）妊娠高血圧症候群等

　　妊娠高血圧症候群や糖尿病等に罹患している妊産婦に対しては訪問指導が行われるところであるが，低所得の妊産婦で入院して治療する必要のある場合は，早期治療が受けられるよう妊娠中の費用に関して公費による医療援助が行われている（第 17 条に基づく施策）．

e）母子保健関連施設

　　母子保健に関連する児童福祉施設は，助産施設，乳児院，母子生活支援施設，保育所，幼保連携型認定こども園，児童厚生施設，児童養護施設，障害児入所施設，児童発達支援センター，児童心理治療施設，児童自立支援施設及び児童家庭支援センターとなっている（児童福祉法第 7 条）．これらへの入所や通所には，市町村や都道府県の設置する児童相談所や福祉事務所が相談窓口となっている．ほかに，児童遊園，児童館などの児童厚生施設がある（児童福祉法第 40 条）．なお，児童養護施設への入所は 18 歳未満となっているが，この「18 歳の壁」を取り払う方針（年齢制限撤廃の方針）が打ち出された．

f）妊娠・出産と母性保護

　　労働基準法は，産前 6 週間については休業の請求があった場合に就業させてはならないと規定している．また，産後 8 週間については就業させてはならないと規定している（第 65 条）．さらに，同法は，生後満 1 年に達しない生児を育てる女子は，通常の休憩時間に加えて 1 日 2 回，それぞれ 30 分の休憩時間を請求できるという育児時間を認めている（第 67 条）．さらに育児・介護休業法（「育児休業，介護休業等育児又は家族介護を行う労働者の福祉に関する法律」）では，1 歳に満たない子ども（一定の場合には 1 歳 6 カ月）の養育に当たる労働者は，その養育のために休業を申し出ることができるとしている（第 5 条）．働く女性が増加し，かつ男女雇用平等の原則にのっとり，このように働きながらも育児も快適にできる環境づくりが現在の少子化の時代に望まれている．

〈表 10.3〉使用 1 年間の妊娠確率
（100 組カップル中：パール指数）

避妊法	典型的な使用における 妊娠確率（%）
IUD	1
経口避妊薬（ピル）	7
男性用コンドーム	13
ペッサリー	17
膣外射精	20
女性用コンドーム	21
殺精子剤	21
避妊せず	85

Contraceptive Technology 21st edition 2018 より

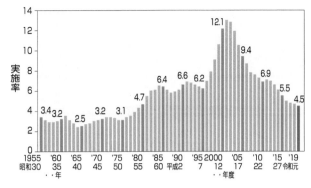

〈図 10.6〉20 歳未満人工妊娠中絶実施率の推移

資料　厚生労働省「母体保護統計報告」（平成 13 年まで），「衛生行政報告例」（平成
14 年以降）．
注　1）平成 22 年度は，東日本大震災の影響により，福島県の相双保健福祉事務所管
轄内の市町村が含まれていない．
　　2）実施率は 15 〜 19 歳の女子人口千対である．
（「国民衛生の動向 2021/2022」）

g）家族計画

　家族計画は，カップルが子どもを持つ場合に，年齢，経済，環境，住宅，健康などの将来に
わたる状況を考慮しながら，子どもの数や間隔に計画を持たせるという考え方である．家族計
画の手段として避妊がある〈**表 10.3**〉．避妊は妊娠を防ぐことである．人工妊娠中絶はこれ
にあてはまらないが，産児制限の一方法として認識されている社会もある．わが国では，母体
保護法において，身体的・経済的理由により母胎の健康を著しく害するおそれのあるもの，暴
行・脅迫によるものについては，人工妊娠中絶が認められている（母体保護法第 14 条）．人
工妊娠中絶は年々減少している．20 歳未満の人口妊娠中絶率は 3.8（2020 年）と低い値に
なり，減少傾向が続いている〈**図 10.6**〉．

　家族計画の概念は欧米で培われ，戦後，本格的にわが国に導入された．戦後の混乱期に人口
増加・過多が問題となり，その対策として家族計画の普及がはかられた．高度経済成長期には，
避妊の実施率は 60 〜 70% となり，現在に至っている．そのほとんどが男性用コンドームを
用いているのがわが国の特徴の 1 つである．男性用コンドーム以外にわが国で多く用いられ
てきた避妊法は，基礎体温法，膣外射精であり，これらには副作用がない．低用量ピルや女性
用コンドーム（二度の導入後に撤退）など，女性が自身に用いることができる方法が認可され
てきたが，多くのユーザーを得るには至っていない．

11. 学 校 保 健

A　学校保健の意義と歴史

　　学校とは集団教育を行う場である．わが国の学校保健安全法第1条に，「児童生徒等及び職員の健康の保持増進を図るため，（中略）もって学校教育の円滑な実施とその成果の確保に資する」とある．学校を構成する者の健康が損なわれていては，十分に教育目標を達成することはできない，というところに学校保健の基本的な存在意義が見出される．学校が地域医療の不備や家庭教育の貧困や保護者の不在の肩代わりをする必要はないとも考えられるが，今ではこれら福祉的機能も学校保健に期待されている．

　　1872（明治5）年に学制が公布され，その中で学校を衛生的に管理し，児童・生徒の健康を守るという考えが示された．明治時代の学校衛生学の内容は，椅子や机の高さや教室内二酸化炭素濃度から始まり，体操による血液循環まで，学校保健における基本的な事柄を網羅していた．1920年代後半から1940年代前半にかけては，学校衛生の医学的監視から教育的学校衛生への移行期で，1929（昭和4）年には，すべての学校に学校医をおくことが明示され，さらに学校看護婦が教育職員として位置づけられた．1937（昭和12）年に結核検診として，ツベルクリン反応，エックス線検査が行われるようになった．1941（昭和16）年に養護教諭が制度化された．

　　学校保健が今日のような形態をとるのは第二次世界大戦後の新しい学校教育の出発と時を同じくする．そして1958（昭和33）年に学校保健法が公布され，健康診断などの充実が図られた．その後，疾病構造の変化により，重点対象が結核や寄生虫などの感染症から，心臓病や腎臓病などの慢性疾患，近視やむし歯などに移った．近年では，糖尿病や肥満などの小児生活習慣病や児童生徒の精神的な問題に焦点が当てられるようになった．さらに，児童生徒等の安全を確保するため，2009（平成21）年度4月1日，学校保健法は学校保健安全法に改名され，学校における安全管理に関する条項が加えられた．

B　行政制度，組織と運営

　　学校保健行政の対象は，幼児，児童・生徒，学生，及び教職員であり，約2,000万人，国民の1/6を占める．その中心となっているのは文部科学省であり，各都道府県や市町村の教育委員会，そして学校へとつながる〈図11.1〉．

　　学校保健活動の基本単位は学校である．校長は責任者として，学校保健を総括する立場にある．教諭・養護教諭の中から保健主事が任命される．保健主事は校長の監督を受け，保健の管理に当たる．保健主事の設置は，小学校では必須であり（学校教育法施行規則による），中学校・高等学校では9割強の学校が設置している．また，9割前後の学校に養護教諭がおかれている．養護教諭は児童・生徒の健康の保持・増進に当たり，保健室の運営を行う．さらに非常勤職員として，学校医，学校歯科医，学校薬剤師がおかれる．児童生徒の栄養指導・

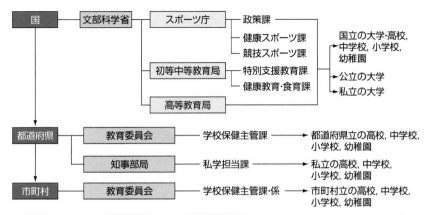

〈図11.1〉**学校保健行政の機構**
(高石ら『学校保健マニュアル第7版』(2008)を一部改変)

管理を担当し，食育の中心となる栄養教諭が設けられた（2005年）．学校給食に関する栄養士として，学校栄養職員が存在する．上記以外にも，小学校においては担任教員，中・高校では保健体育教員が保健の教科担当＊をする．一般教員も普段の児童・生徒との関わりを通してその健康状態の把握や，実態に即した指導・管理に当たるので，学校保健は学校の構成員が一丸となって運営する事柄だといえる．

＊ 1998（平成10）年6月，教育職員免許法が改正され，養護教諭も保健の授業を担当できるようになった（兼職発令といわれる）．

C　保　健　教　育

　学校保健は，保健教育と保健管理の二大分野からなり，これらを統合的に運営するための保健組織活動を含むと考えられる〈**図11.2**〉．

　保健教育には関連教科等における授業・活動と，保健室における個別指導や日常の学校生活での指導が含まれる．教科等の中で中心的に健康に関する知識理解をすすめるのが「保健」の授業である．「保健」の授業の系統性を〈**図11.3**〉に示したが，「保健」の授業だけではなく，他の教科等とも関連付けたカリキュラム設計が求められる．なお，「保健」の授業が小学校3年生から始まるのは，児童の発達段階に合わせたものであるが，歯磨きや手洗い等の保健行動の指導については幼稚園や小学校低学年から行われている．

　保健教育は，対象が集団であるのか，個人であるのかによってアプローチが異なる．主に集団の場面で必要な指導や援助を行うガイダンスと，主に個別の会話・面談や言葉がけを通して指導や援助を行うカウンセリングの双方が重要であり，学校保健活動全体を通じてガイダンスとカウンセリングの機能を充実していくことが求められている．

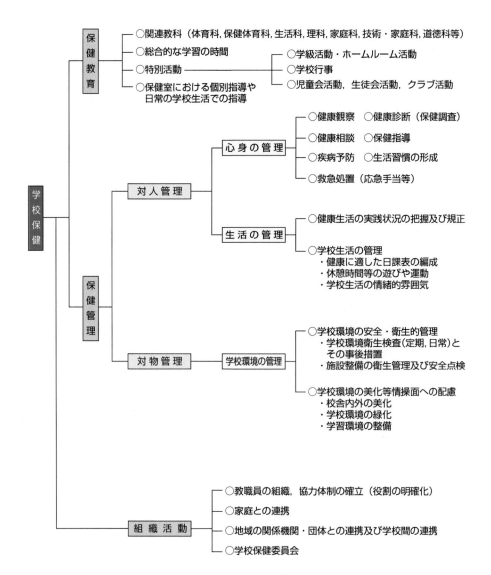

※　心身の管理及び生活の管理を「対人管理」，学校環境の管理を「対物管理」とする場合もある

〈図11.2〉学校保健の領域構造
（「新訂版学校保健実務必携」第一法規出版）

D　保 健 管 理

　　　保健管理は，学校における児童生徒等及び職員の健康の保持増進を図り，以て学校教育の円滑な実施とその成果の確保に資することを目的として実施される（学校保健安全法第1条）.

a) 健 康 診 断

　　児童・生徒は入学前の就学時健康診断を皮切りに，入学後は毎年の定期健康診断と臨時健康診断を受けることになる. 定期健康診断の項目は，学校保健安全法施行規則に定められている. 健康診断は，アンケートによる保健調査に始まり，予診，医師・歯科医師による診断，そして事後措置と続く. 事後措置は医学的なものと教育的なものに分かれる. 定期健康診断

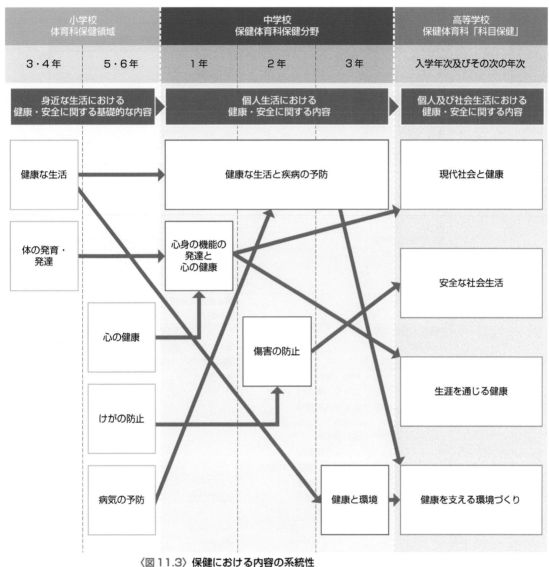

〈図11.3〉保健における内容の系統性
（文部科学省「改訂「生きる力」を育む小学校保健教育の手引」平成31年3月より）

の内容は〈**表11.1**〉のように多岐にわたる.

　スクリーニング：　1973（昭和48）年の学校保健安全法施行規則の改正により，児童・生徒の心臓検査と尿検査（腎臓病，糖尿病）が導入された．これらはスクリーニングの手順をとり，児童・生徒を何段階ものふるいにかけ，対象となる疾患，異常を持つ者を見つけだす．スクリーニングは，必ずしも万能ではなく，本当はその疾患を有するのに見落とされたり（偽陰性），本当は異常がないのに異常があると判定されてしまったりする（偽陽性）問題が必ず生じる．検査法が鋭敏なほど偽陰性は減少するが，同時に偽陽性が増加する．

　むし歯：　むし歯（う歯）の被患率（有病率）は高かったが，1980年以降その率は低下

〈表11.1〉 定期健康診断の検査項目と疾病異常 (令和3 (2021) 年4月現在)

項 目	検査・診断方法			発見される疾病異常
保健調査	アンケート			
身　長 体　重				低身長等
栄養状態				栄養不良 肥満傾向・貧血等
脊柱・胸郭 四肢 骨・関節				骨・関節の異常等
視　力	視力表	裸眼の者	裸眼視力	屈折異常, 不同視等
		眼鏡等をしている者	矯正視力	
			裸眼視力	
聴　力	オージオメータ			聴力障害
眼の疾病及び異常				感染性疾患, その他の外眼部疾患, 眼位等
耳鼻咽喉頭疾患				耳疾患, 鼻・副鼻腔疾患 口腔咽喉頭疾患 音声言語異常等
皮膚疾患				感染性皮膚疾患 湿疹等
歯及び口腔の疾患 及び異常				むし歯・歯周疾患 歯列・咬合の異常 顎関節症症状・発音障害
結　核	問診・学校医による診察			結　核
	エックス線撮影			
	エックス線撮影 ツベルクリン反応検査 喀痰検査等			
	エックス線撮影 喀痰検査・聴診・打診等			
心臓の疾患及び異常	臨床医学的検査			心臓の疾病
	その他の検査			心臓の異常
	心電図検査			
尿	試験紙法	蛋白等		腎臓の疾患
		糖		糖尿病
その他の疾患及び 異常	臨床医学的検査 その他の検査			結核疾患, 心臓疾患 腎臓疾患, ヘルニア 言語障害, 精神障害 骨・関節の異常 四肢運動障害

傾向にあり, かつ処置完了者が増加しているのは保健指導の成果とみられる. むし歯の被患率は, 小学校が約4割, 中学校が約3割, 高等学校が約4割となっている. また, むし歯のある者のうち未処置歯のある者の割合は, いずれも2割を下回っている. 中学1年生 (12歳) の永久歯をみると, 喪失歯およびむし歯の平均本数は, 約0.7本となっており, 1984 (昭和59) 年に調査が開始されて以来, 減少傾向にある.

　裸眼視力:　裸眼視力に問題がある者 (視力が1.0未満の者) は, 小学校で約4割, 中学校で約6割, 高等学校で約6割である. 視力矯正が必要とされる「裸眼視力0.3未満の者」の割合は, 小学校で約1割, 中学校で約2割, 高等学校で約3割である.

　ぜん息:　発作時には児童・生徒は強い不安を抱きやすい. 被患率は, 小学校3%台, 中

学校2%台，高等学校1%台である．学校生活における周囲の配慮のなさ，また逆に過保護は，患児を精神的に不安定にさせ，症状を悪化させかねないので注意が必要である．

　　腎臓病：　被患率は，小・中・高校ともに0.2%程度である．この病気はしばしば長期欠席の原因になる．腎臓検診で最も多くスクリーニングされるのは，無症候性血尿のうちで微少血尿といわれるものであり，このほとんどは予後がよく，数年で症状が消失する．しかし，これらの尿にみられる軽微な異常も，いったん学校において腎臓病という視点から運動制限などの対応をされると，その児童・生徒に不安を残すことになる．

　　心臓病：　突然死が学校生活の中で生じることがある．とくに保健体育の教員にとっては，心臓病の既往を持つ児童・生徒は配慮すべき対象となっている．健康診断で発見される心臓病のほとんどは不整脈であり，その多くは日常生活には問題がないものである．先天性の心臓病は，手術が可能なものは学童期以前に手術を受ければ回復し，軽いものは自然治癒し，重いものは死亡することが多い，被患率は学校においては1%前後である．

b）健 康 相 談

　健康相談は，学校保健安全法に規定されている．養護教諭その他の職員が相互に連携して，日常的な観察等により，児童生徒等の心身の状況を把握する．健康問題があると認めたときには遅滞なく当該の児童生徒に必要な指導を行うとともに，必要に応じてその保護者に対して必要な助言を行う．さらに学校だけではなく，地域の医療機関等との連携を図ることとしている．

c）感 染 症 予 防

　学校は集団生活の場であるから，伝播力の強い感染症は，とくに注意深く予防しなければならない．健康診断および保健教育も感染症予防に寄与している．感染症の対策は，学校保健安全法をはじめ，感染症法などのいくつかの法律によりなされている．学校においてとくに予防すべき感染症は，第一種から，第三種までの3種類に分けられている〈**表11.2**〉．学校保健安全法によりとくに定められている予防法には，出席停止，学校の全部または一部の臨時休業，消毒などがある．なお，新型コロナウイルス感染症は，当初指定感染症であったことから第一種の感染症として扱われた．

d）学校環境衛生

　望ましい学校教育環境を維持するために，換気，採光，照明，保温，清潔保持その他の環境衛生に関する事項を定めた基準（学校環境衛生基準）が，学校保健安全法第6条にて法的に位置づけられ，校長は遅滞なく改善措置を講じることが規定された．学校環境衛生基準では，教室の照度は300ルクス以上，コンピュータ教室の照度は500〜1000ルクスとするなど，学校をとりまく環境の変化に対応している．

　GIGA（ギガ）スクール構想が開始され，児童生徒一人ひとりに端末が渡されている．授業におけるICTの利活用も急速に増えている．望ましい学校教育環境において新たにICT利活用の視点が加わってきている．採光や照明に関しては画面への映り込みや画面のみやすさが課題となっている．ICT利用の際の姿勢については学校だけではなく，家庭とも連携した指導が重要となっている．

〈表11.2〉**学校において予防すべき感染症**（平成27（2015）年1月改正）

	感染症の種類	出席停止の期間の基準	考え方
第一種 1)	エボラ出血熱，クリミア・コンゴ出血熱，痘そう，南米出血熱，ペスト，マールブルグ病，ラッサ熱，急性灰白髄炎，ジフテリア，重症急性呼吸器症候群（病原体がベータコロナウイルス属SARSコロナウイルスであるものに限る），中東呼吸器症候群（病原体がベータコロナウイルス属MERSコロナウイルスであるものに限る）及び特定鳥インフルエンザ（感染症の予防及び感染症の患者に対する医療に関する法律6条3項6号に規定する特定鳥インフルエンザをいう．なお，現時点で病原体の血清亜型はH5N1及びH7N9）	治癒するまで	感染症法の一類感染症及び二類感染症（結核を除く）
第二種	インフルエンザ（特定鳥インフルエンザ及び新型インフルエンザ等感染症を除く）	発症した後5日を経過し，かつ解熱した後2日（幼児にあっては，3日）を経過するまで	空気感染または飛沫感染する感染症で児童生徒のり患が多く，学校において流行を広げる可能性が高いもの
第二種	百日咳	特有の咳が消失するまでまたは5日間の適正な抗菌性物質製剤による治療が終了するまで	空気感染または飛沫感染する感染症で児童生徒のり患が多く，学校において流行を広げる可能性が高いもの
第二種	麻しん	解熱した後3日を経過するまで	空気感染または飛沫感染する感染症で児童生徒のり患が多く，学校において流行を広げる可能性が高いもの
第二種	流行性耳下腺炎	耳下腺，顎下腺または舌下腺の腫脹が発現した後5日を経過し，かつ全身状態が良好になるまで	空気感染または飛沫感染する感染症で児童生徒のり患が多く，学校において流行を広げる可能性が高いもの
第二種	風しん	発疹が消失するまで	空気感染または飛沫感染する感染症で児童生徒のり患が多く，学校において流行を広げる可能性が高いもの
第二種	水痘	すべての発しんが痂皮化するまで	空気感染または飛沫感染する感染症で児童生徒のり患が多く，学校において流行を広げる可能性が高いもの
第二種	咽頭結膜熱	主要症状が消退した後2日を経過するまで	空気感染または飛沫感染する感染症で児童生徒のり患が多く，学校において流行を広げる可能性が高いもの
第二種	結核	病状により学校医その他の医師において感染のおそれがないと認めるまで	空気感染または飛沫感染する感染症で児童生徒のり患が多く，学校において流行を広げる可能性が高いもの
第二種	髄膜炎菌性髄膜炎	病状により学校医その他の医師において感染のおそれがないと認めるまで	空気感染または飛沫感染する感染症で児童生徒のり患が多く，学校において流行を広げる可能性が高いもの
第三種	コレラ，細菌性赤痢，腸管出血性大腸菌感染症，腸チフス，パラチフス，流行性角結膜炎，急性出血性結膜炎，その他の感染症	病状により学校医その他の医師において感染のおそれがないと認めるまで	学校教育活動を通じ，学校において流行を広げる可能性があるもの

資料：学校保健安全法施行規則などにより作成
注 1）感染症の予防及び感染症の患者に対する医療に関する法律6条7項から9項までに規定する新型インフルエンザ等感染症，指定感染症及び新感染症は，第一種の感染症とみなす．

E 学 校 安 全

　学校安全は，学校保健，学校給食とともに学校健康教育の3領域の1つである．学校安全は，学校保健安全法により法的に位置づけられた家庭・地域・関係機関の連携のもと推進する学校をあげた取り組みであり，安全教育と安全管理，そして組織活動から成り立つ．

　学校安全の領域としては，「生活安全」「交通安全」「災害安全（防災）」が挙げられる．近年，性被害防止やSNSを通じた危険事象防止についても学校安全に取り入れられている．

　安全教育には，関連教科等を通じた授業・活動はもとより，低学年からの集団指導や個別指導も含まれる．

　安全管理は，学校管理下における児童生徒の死亡事故発生をゼロとすることを目指すとともに，傷障害の発生率を低減させることを目指している．それには事故等の未然防止のための安全管理はもとより，事故等の発生への適切な緊急対応や災害発生時の対応も安全管理の要点である．また，事後発生時における心のケアも重要なところである．

12. 労働と健康

労働と健康との関連は古くから指摘され，産業保健の祖といわれる 17 世紀イタリアのラマッティーニはその代表的著書の『働く人の病』のなかで，特定の職業に従事する疾病（作業関連性疾患）として，炭鉱で働く人たちに起こるじん肺や金属中毒に関する記録を残している．

A　産業保健とは

産業保健の目的は，「すべての労働者の身体的，精神的及び社会的健康を高度に維持，増進させ，労働条件に起因する健康障害を防止し，健康に不利な条件による危険から保護し，労働者の生理学的及び心理学的特徴に適合する職場環境に労働者を配置し，維持すること，すなわち仕事と人を適合させること」である（高田，1999）．

a) 産業保健に関連する法律

産業保健の基本となる法律は，労働基準法と労働安全衛生法である．

労働基準法は 1947（昭和 22）年に制定され，法定労働時間や時間外労働時間，休日の規定などの労働条件の最低基準を明らかにしたものである．

一方で，労働安全衛生法は，1972（昭和 47）年に労働基準法の一部が独立分離されて制定されたものである．労働安全衛生法の目的は，労働災害の防止のため，①危険防止基準の確立，②責任体制の明確化，③自主的活動を促進するための措置を講ずる，など労働災害の防止に関する総合的計画的な対策を推進することにより，職場における労働者の安全と健康を確保するとともに，快適な職場環境の形成を促進することである．

b) 労働衛生管理〈図 12.1〉

快適な職場環境の形成のためには法律を遵守するとともに職場ごとの自主的な労働安全衛生活動が大切であり，労働安全衛生管理を整えることが求められる．労働者が安全かつ健康に働くことができるように配慮すべき管理項目を「労働衛生の基本 3 管理」といい，作業環境管理，作業管理，健康管理から構成される．これらの管理が効果的に実施されるための取り組み（総括管理）を進めるとともに，労働者に対して，健康障害を予防するための知識や理解を深めるための教育（労働衛生教育）が必要となる．

c) 労働衛生管理体制〈図 12.2〉

前述の労働安全衛生法では，事業者（労働者を使用するもの．法人企業であれば当該法人，個人企業であれば事業経営主）に対して，事業場の規模に応じて必要な労働衛生管理体制の整備を図ることが義務づけられている．

①作業環境管理
環境の把握と有害要因の除去
作業環境を的確に把握し，種々の有害要因を取り除いて，良好な作業環境を確保する

②作業管理
作業内容や
作業方法の改善
作業内容や方法，勤務形態（長時間労働など）を改善し，労働者への影響を可能な限り小さくする

③健康管理
健康診断と事後措置
健康診断及びその結果に基づく事後措置，健康指導を行う．作業環境や業務との関連を検討することにより，健康障害を未然に防ぐ

〈図 12.1〉労働衛生の基本 3 管理

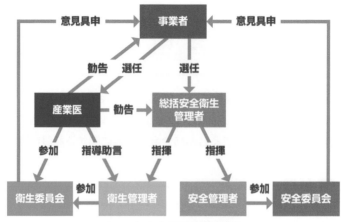

〈図 12.2〉労働衛生管理体制

　総括安全衛生管理者（労働安全衛生法第 10 条）：　後述の衛生管理者や安全管理者を指揮
し，労働者の危険や健康障害の防止，安全や衛生のための教育，健康診断の実施や健康の保
持増進のための措置，労働災害の原因の調査や再発の防止対策などの業務を総括管理する．
　安全管理者（労働安全衛生法第 11 条）：　安全に係る技術的事項を管理する．
　衛生管理者（労働安全衛生法第 12 条）：　衛生に係る技術的事項を管理する．
　産業医（労働安全衛生法第 13 条）：　労働者の健康管理等を行うのに必要な医学に関する
知識に基づいてその職務を行い，必要な場合は事業者に対し，労働者の健康管理等について
必要な勧告をすることができ，事業者は当該勧告を尊重しなければならない．
　安全委員会（労働安全衛生法第 17 条）：　労働者の危険を防止するための基本となるべき
対策や，労働災害の原因および再発防止対策について，特に安全に係ることなどを調査審議
し，事業者に対して意見を述べる．
　衛生委員会（労働安全衛生法第 18 条）：　労働者の健康障害の防止や健康の保持増進を図
るための基本となるべき対策や，労働災害の原因および再発防止対策について，特に衛生に
係ることなどを調査審議し，事業者に対して意見を述べる．
　安全衛生委員会（労働安全衛生法第 19 条）：　事業者は，安全委員会，衛生委員会の代替
として安全衛生委員会を設置することができる．

d) 健 康 診 断

　事業者は，労働災害の早期発見，就業の可否の判定，適切な職務配置などのために健康診
断を行わなければならない．健康診断に関する事項は労働安全衛生法第 66 条に定められて
おり，大きく分けて，一般の労働者を対象とする健康診断（一般健康診断，〈**図 12.3**〉の左
上）と，有害な業務に従事し，厚生労働省令で定められた労働者を対象とする健康診断（特
殊健康診断，〈**図 12.3**〉の左下）がある．また，じん肺法では，じん肺健康診断に関する事
項が定められている．
　健康診断の結果に基づいて医療機関への受診勧奨を行ったり，健康状態に応じた職務配置
を検討することを事後措置という．
　定期健康診断（労働安全衛生規則第 44 条第 1 項）：　最も代表的な一般健康診断であり，
事業者は，常時使用する労働者に対し，1 年以内に 1 回，定期に，健康診断を行わなければ

一般健康診断
①定期健康診断
②雇入時の健康診断
③特定業務従事者の健康診断
④海外派遣労働者の健康診断
⑤給食従事者の検便

定期健康診断の項目
①既往歴及び業務歴
②自覚症状及び他覚症状の有無
③身長, 体重, 視力および聴力
④胸部X線検査および喀痰検査
⑤血圧
⑥貧血 (血色素量, 赤血球)
⑦肝機能検査 (GOT, GPT, γ-GTP)
⑧血中脂質検査 (LDL-C, HDL-C, 中性脂肪)
⑨血糖検査 (空腹時血糖, HbA1c)
⑩尿検査 (尿中の糖およびたんぱく)
⑪心電図検査

特殊健康診断の対象となる労働者
①有機溶剤業務
②鉛業務
③四アルキル鉛業務
④特定化学物質の製造・取り扱い
⑤高圧室内業務または潜水業務
⑥放射線業務
⑦石綿等業務
⑧粉じん業務 (じん肺健診)
⑨塩酸, 硝酸, 硫酸等業務 (歯科検診)

特定業務従事者に掲げられる業務
①著しく暑熱, または寒冷な場所　②有害放射線
③粉じん　④異常気圧下　⑤著しい振動
⑥重量物　⑦騒音　⑧坑内　⑨深夜業
⑩有害物質　⑪病原体感染
⑫その他, 厚生労働大臣が認める業務

〈図 12.3〉 健康診断

ならない. 内容は〈**図 12.3**〉の右上に示している. 健康診断の結果について医師または歯科医師からの意見聴取を行い, その際に当該労働者の業務に関する情報を求められたときは, 事業者には情報の提供義務がある. また事業者には, 健康診断の結果の記録作成と, 5 年間の保存義務が課せられており, さらに常時 50 人以上の労働者を使用する事業者は, その結果を所轄労働基準監督署長に提出することになっている.

特殊健康診断 (労働安全衛生法第 66 条第 2 項及び第 3 項, 労働安全衛生法施行令第 22 条): 事業者は, 特に有害な物質を扱う業務に常時従事する労働者 (有害業務従事者) に対し, 各業務に応じて定められている内容の健康診断を行わなければならない. この措置は有害な物質による健康影響を細やかに把握するためのものであり, 一部の業務についてはその業務に従事しなくなった場合でも実施することが義務づけられている. なお, 〈**図 12.3**〉の左上の③「特定業務従事者の健康診断 (安全衛生法規則第 45 条)」は, 特定の業務 (労働安全衛生規則第 13 条第 1 項第 3 号, 〈**図 12.3**〉の右下) に従事する労働者に対する一般健康診断の分類であり, 特殊健康診断とは別であることに留意すること.

海外派遣労働者の健康診断 (労働安全衛生規則第 45 条 2): 事業者は, 労働者を海外に 6 カ月以上派遣しようとするときは, その労働者に対し, 健康診断を行わなければならない. なお, 6 カ月以内に健康診断を受けた場合はその項目を省

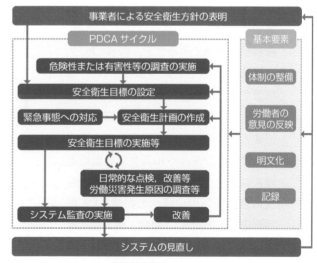

〈図 12.4〉 労働安全衛生マネジメントシステム

略することができる.

e) 労働安全衛生マネジメントシステム〈図 12.4〉

　各職場において労働災害を防止し，働く人の健康を守るためには「計画（Plan：P）－実施（Do：D）－評価（Check：C）－改善（Action：A）」の一連のサイクル（PDCA サイクル）が必要であり，このことを着実に実施するため 1999（平成 11）年に労働安全衛生マネジメントシステムに関する指針（OSHMS 指針：Occupational Safety and Health Management System）が公表された.

B　労働衛生対策

a) 過重労働による健康障害防止対策

　長時間にわたる過重な労働は，疲労の蓄積をもたらし，さらには脳・心臓疾患との関連性が強い. 2002（平成 14）年に「過重労働による健康障害防止のための総合対策」が策定された. 2005（平成 17）年には労働安全衛生法が改正され，長時間労働となった労働者に対する医師による面接指導制度が定められた. さらに 2014（平成 26）年に「過労死等防止対策推進法」が制定され，過労死を「業務における過重な負荷による脳血管疾患若しくは心臓疾患を原因とする死亡若しくは業務における強い心理的負荷による精神障害を原因とする自殺またはこれらの脳血管疾患若しくは心臓疾患若しくは精神障害」と定義した. 2018（平成 30）年に成立した働き方改革関連法により，時間外労働の上限規制の導入（罰則付き），医師による面接指導の強化などの対策がとられている.

b）職場におけるメンタルヘルス対策

　ストレスを感じる労働者の割合は年々増加傾向にあり，職場におけるメンタルヘルス対策は喫緊の課題である. 2000（平成 12）年に「職場における労働者のこころの健康づくりのための指針」が策定され，心の健康づくり計画の策定およびセルフケア，ラインによるケア，事業場内産業保健スタッフによるケア，事業場外資源によるケア，の４つのケアが推進されてきた〈図 12.5〉. 同指針を踏まえつつ，2006（平成 18）年には「労働者のこころの健康の保持増進のための指針」が策定され，職場におけるメンタルヘルスケアを進める際には「心の健康問題の特性」「労働者の個人情報の保護への配慮」「人事労務管理との関係」「家庭・個人生活等の職場以外の問題」などに留意して行うことが示された. さらに 2014（平

４つのケア

セルフケア
労働者本人
　ストレスやメンタルヘルスの正しい理解
　ストレスチェックなどを活用したストレスへの気づき
　ストレスへの対処

ラインによるケア
管理監督者
　職場環境の把握と改善
　労働者から相談対応
　職場復帰における支援　など

事業場内産業保健スタッフによるケア
産業医，衛生管理者，保健師等
　具体的なメンタルヘルスケアの実施に係る企画立案
　個人の健康情報の取り扱い
　事業場外資源とのネットワークの形成やその窓口
　職場復帰における支援　など

事業場外資源によるケア
専門家，専門機関，医療機関
　情報提供や助言を受けるなど，サービスの活用
　ネットワーク形成
　職場復帰における支援　など

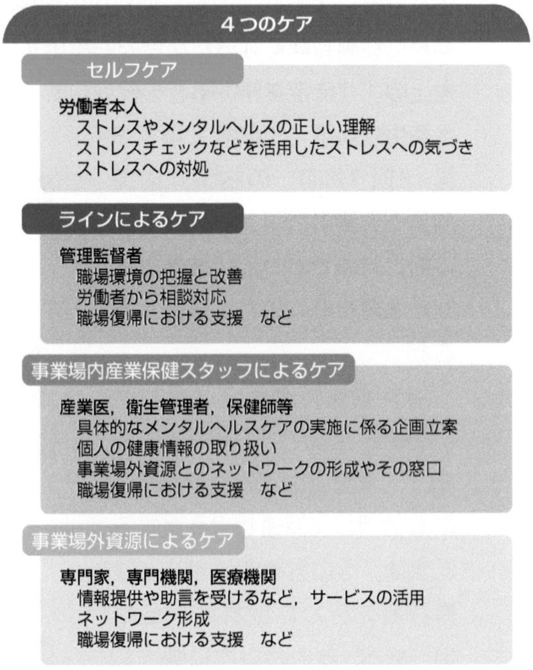

〈図 12.5〉４つのメンタルヘルスケアの推進

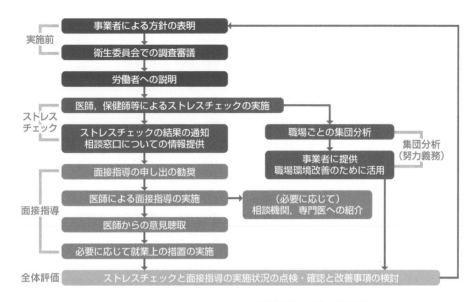

〈図 12.6〉 ストレスチェックと面接指導の実施に係る流れ

成 26) 年には労働安全衛生法が改正され，労働者のメンタル不調の未然防止等を目的とし
たストレスチェック制度が導入された〈**図 12.6**〉．この制度では，事業者は常時使用する労
働者に対して心理的な負担の程度を把握するためのストレスチェックを実施する義務を負い，
その結果は実施者（医師，保健師等）から直接労働者本人に通知される仕組みとなっている．
またストレスチェックの結果，高ストレス者と判定された場合，当該労働者は医師による面
接指導を希望することができる．事業者には，面接指導を実施した医師から就業上の措置の
必要性の有無とその内容についての意見を聞き，必要な措置を講ずる義務が課されている．
努力義務ではあるが，ストレスチェックの結果について職場ごとの分析（集団分析）を実施
し，職場環境改善に活用されることが重要である．

c）心身両面にわたる健康の保持増進

職場における過重労働，メンタルヘルスの問題に加え，高年齢労働者の増加や定期健康診
断の有所見率の上昇など，すべての労働者の健康問題に対処するためには，心身両面にわた
る総合的な健康の保持増進を図ることが重要である．1988（昭和 63）年に事業場における
労働者の健康保持のための指針が策定され，トータル・ヘルス・プロモーション（THP）と
して推進されてきた．2018（平成 30）年の第 13 次労働災害防止計画において「一人の被
災者も出さないという基本理念の下，働く方々の一人ひとりがよりよい将来の展望を持ち得
るような社会」を目指すことが掲げられ，2020（令和 2）年の改正において，従来の労働
者「個人」から「集団」への視点の強化や事業場の規模や事業等の特性に応じて取り組む範
囲の明確化がなされた．

d）職場における受動喫煙防止対策

職場における受動喫煙防止対策について，2015（平成 27）年に改正労働安全委衛生法が
施行され，事業者および事業場の実情に応じて適切な措置を講ずることが努力義務として定
められた．その後，2018（平成 30）年の健康増進法の改正を受け，2019（令和元）年に
職場における受動喫煙防止のためのガイドラインが策定された．

13. 精神保健福祉

A　今日の精神保健福祉とその課題

　　精神保健福祉は，精神障害のある人々の回復と社会生活の支援，精神障害の予防や早期発見，精神健康および幸福（精神的ウェルビーイング）の増進，さらに自殺の予防までを含む幅広い公衆衛生活動である．統合失調症を中心とした慢性精神障害をもつ者の社会復帰は，現在も地域の精神保健福祉の重要課題である．これに加えて，自殺やうつ病の対策を含む国民のこころの健康づくりも課題となっている．労働者の心の健康問題に対応する職場のメンタルヘルス対策も急務である．学童期・思春期・青年期では，発達障害，幼児・児童虐待，学校でのいじめ，社会的ひきこもりなどのさまざまな行動上の課題がある．高齢者では，認知症の予防とケア，ひきこもり防止，いきがい対策が課題となっている．東日本大震災や新型コロナウイルス感染症流行など災害時・緊急時の精神保健対策も大きな課題である．

B　精神障害の種類と頻度

a) 精神障害の診断基準

　　精神障害は，WHO の『国際疾病分類第 10 版（ICD10）』，あるいは米国精神医学会の『精神疾患の診断と統計のための手引き第 5 版（DSM-5）』診断基準によって分類される．なお『国際疾病分類第 11 版（ICD11）』が WHO から公表されており，今後国内でも使用される予定である．以下，これらの診断基準による主要な精神障害について述べる．

b) 主要な精神障害

　　うつ病：　うつ病は，2 週間以上持続するゆううつな気分，または興味や関心の減退に加えて，食欲の変化，睡眠の変化，易疲労性，集中力の低下，自責感，自殺念慮などの症状が同時に出現する疾患である．わが国の一般住民では，うつ病を過去 12 カ月間に経験した者の頻度は約 3％といわれる．うつ病を経験した者のうち医療機関を受診する者は 30％程度である．うつ病は薬物治療や精神療法により平均 6 カ月程度でおおむね半数が回復するが，慢性的に経過する者も 2 割程度いる．

　　統合失調症：　統合失調症は，急性期には，妄想，幻覚（特に幻聴），解体した会話（脈絡のない会話など），緊張病性の行動（つじつまが合わない奇妙な行動など）といった「陽性症状」を，また慢性期に移行した後は，感情の平板化，思考の貧困，意欲の欠如といった「陰性症状」を特徴とする精神障害である．わが国での有病率は 0.55％とされている．治療は薬物療法が中心であり，慢性期には社会生活技能訓練などの社会心理的治療が行われる．多くは長期に慢性的な経過をとり，発症後 1〜2 年で 6〜7 割が再発を経験し，発症後 5〜10 年後でも 3〜5 割で症状が持続する．社会機能の低下を伴うことが多い．また統合失調症は

誤解や偏見の対象となりやすく，これは治療や社会復帰を阻害する要因となっている．以前は精神分裂病と呼ばれていたが，2002年4月に日本精神神経学会が偏見を減らすために呼称を「統合失調症」に変更している．

　　心的外傷後ストレス障害：　心的外傷後ストレス障害（PTSD：posttraumatic stress disorder）は，災害や事故など，実際にまたは危うく，死ぬ，重傷を負う，性的暴力を受けるなどの出来事を体験，あるいは目撃，周囲の者に起きたことを耳にする，その細部に繰り返し曝露する経験の後に生じる精神障害である．出来事について繰り返し苦痛とともに思い出すなどの侵入症状，記憶や思考を避けようとする持続的回避，ものの捉え方や気分がネガティブに変化する，および睡眠障害などの覚醒亢進の症状が1カ月以上持続した場合に診断される．

　　アルコール使用障害：　アルコールを使用することによって生じる精神障害をアルコール使用障害と呼ぶ．このうち代表的な疾患であるアルコール依存は，アルコールを使用したいという強い欲望，コントロール障害（止めよう，または減らしたいと思うができないなど），耐性の増加（同量のアルコールを飲んでも，効果が弱くなるなど），あるいは関連する行動の障害（アルコールを使用することで頭がいっぱいになっているなど）といった状態が1カ月以上続くことをいう．アルコール依存は，長期間アルコールを使った結果生じると考えられている．アルコール依存は，治療により一旦アルコールを止めることができても再発しやすく，慢性的な経過をとる．身体疾患や自殺による死亡や，失業，離婚など社会生活の問題につながることも多い．

　　発達障害：　発達障害は，発達における脳機能の偏りによる障害であり，広汎性発達障害，学習障害，注意欠陥多動性障害などが含まれる．広汎性発達障害は，対人コミュニケーションの偏りや，ものごとに対する強いこだわりなどの行動の偏りのために，生活に支障が生じる疾患である．知的発達や言語発達の遅れがある自閉症や，これらがないアスペルガー症候群などを含むが，DSM-5診断基準ではこれらを統合し「自閉スペクトラム症」と呼ぶようになった．学習障害は，読字の障害，書字表出の障害，算数の障害などをもつ発達障害である．注意欠陥多動性障害は，不注意と多動や衝動性を主な特徴とする発達障害である．発達障害は子どもの数％以上にみられるなど頻度が高い．発達障害のある子どもや成人の生活を支援するためには，その障害の特徴を理解しこれに合わせた環境づくりや指示・対応をすることが効果的である．

c）精神障害の頻度

　　精神障害の患者数：　厚生労働省患者調査による精神障害の総患者数（入院患者と通院間隔を考慮した外来患者数の合計）は，2020年には616.3万人である〈**表13.1**〉．うち入院患者は28.8万人で約5％にあたる．

　　精神障害の有病率：　2013年から2015年に実施された世界精神保健日本調査セカンドでは，地域住民のうち過去1年間に気分障害，不安障害，アルコール・薬物使用障害のいずれかの診断に該当した者は5％あった．有病率の高い疾患として，うつ病（3％），アルコール使用障害（1％）がある．これらの者のうち医療機関を受診した者は23％であり，精神障害を経験しながらも，治療を受けていない者が多いことがわかる．

〈表 13.1〉2020（令和2）年患者調査による精神障害患者数　　（単位：万人）

ICD-10 診断基準	総患者数（注1）	入院	外来
血管性及び詳細不明の認知症	21.1	2.5	18.6
アルコール使用〈飲酒〉による精神及び行動の障害	6.0	1.1	4.9
その他の精神作用性物質による精神及び行動の障害	2.9	0.1	2.8
統合失調症，統合失調症型障害及び妄想性障害	88.0	14.3	73.7
気分［感情］障害（躁うつ病を含む）	172.1	2.8	169.3
神経症性障害，ストレス関連障害，身体表現性障害	124.3	0.6	123.7
知的障害〈精神遅滞〉	9.1	0.7	8.4
その他の精神及び行動の障害	80.5	1.6	78.9
ICD-10 精神及び行動の障害の合計	502.5	23.7	478.8
アルツハイマー病	79.4	5.1	74.3
てんかん	42.0	0.7	41.3
精神障害患者数（注2）	616.3	28.8	587.5

注1：診療間隔を考慮した総患者数の推計を行っている．2020（令和2）年から総患者数の推計に用いる平均診療間隔の算出において，前回診療日から調査日までの算定対象の上限を31日以上を除くから99日以上を除くに変更したため，2017（平成29）年患者調査にくらべ患者数が増加している．推計のため診断別の患者数合計は合計患者数と一致しない．外来患者数は総患者数から入院患者数を引いたもの．

注2：厚生労働省は，精神障害をⅤ精神及び行動の障害から知的障害を除き，Ⅵ神経系の疾患からアルツハイマー病およびてんかんを加えたものと定義している．ここでは診断別患者数から独自に計算した．

C　精神障害者の社会復帰対策

a）入院治療から社会復帰の支援へ

　　精神障害のある者に対する最初の全国的な法律は，1900年の「精神病者監護法」である．この法律においては，精神病者の監護の義務を家族が負うとして，私宅監置を認めており，多数の精神障害者が治療を受けないまま座敷牢に入れられていた．1919年に精神障害者の医療を行う場としての精神科病院の設置を定めた「精神科病院法」が制定された．しかし，公立精神科病院の設置は進まず，相変わらず私宅監置が続けられていた．1950年に「精神衛生法」が制定され，私宅監置が禁止された．一方で，生活困窮者の生活保護による精神科病院への入院が進み，精神病床が増加し，各地に大規模な精神科病院が設置されることになり，精神障害への偏見が強まる原因となった．精神科病院の中で入院患者の人権が十分に守られていない事例のあることも明らかとなった．精神障害者の社会復帰の促進と人権擁護のために，「精神衛生法」は1987年に「精神保健法」と改正された．1995年には，通院医療や退院後のケアの充実を目的として「精神保健及び精神障害福祉に関する法律」（略称「精神保健福祉法」）に改正された．さらに，1999年の改正では，患者の病院への移送制度，自傷他害の防止への家族の義務を撤廃したほか，身近な福祉サービスの利用に関する相談や申請などにおける市町村の役割が重視されるようになった．

　　現在，精神障害を，身体障害，知的障害と一体として支援する福祉施策が推進されている．1993年の「障害者基本法」で障害者に精神障害者が含まれることが明記され，1995年からは精神障害者保健福祉手帳制度により，障害の等級に応じて通院医療費の公費負担，各種税制の優遇措置，生活保護の障害者加算，公共交通機関の運賃や公共施設使用料の割引などの措置が受けられるようになった．1997年から法制化された精神保健福祉士は，精神科病院や社会復帰施設で，精神障害者に対する保健福祉サービスの選択，日常生活の相談，日常

生活技能の訓練などの相談，助言，指導を行っている．2005 年には「障害者自立支援法」，2012 年には「障害者総合支援法」が成立し，精神障害に対する福祉サービスは，身体障害，知的障害に対する福祉サービスと一元化された．

2013 年の精神保健福祉法改正では，保護者制度の廃止，医療保護入院の見直しが規定され，それまでの保護者に本人の治療を受けさせる責任を負わせる制度が廃止された．また医療保護入院（後述）の同意条件を保護者から家族等へと拡大し，保護者の責任を軽減した．一方で，精神科病院の管理者に医療保護入院した者の退院後の生活環境に関する相談及び指導を行う者（精神保健福祉士等）を設置すること，地域援助事業者（入院者本人や家族からの相談に応じ必要な情報提供等を行う相談支援事業者等）との連携をとることなど，退院促進のための体制整備を義務づけている．また法改正に基づき，精神障害者が早期に退院するための体制を確保するために精神病床の機能分化，入院から地域生活への移行，チーム医療の推進等の方針が示されている．2017 年には公認心理師法により公認心理師の国家資格が定められ，精神保健福祉における心理職の活用が進められている．

b) 精神医療の制度

入院医療：　わが国における精神科病院の 8 割は私立病院であり，精神医療は長年にわたり，主として大規模な単科精神科病院によって行われてきた．2019 年の入院患者数は 28 万人である（病院報告）．入院患者では統合失調症が約半数と多い〈**表 13.1**〉．退院促進や長期入院患者の高齢化と死亡などの理由により，入院患者数はしだいに減少している．2019 年の精神病床数は 32.7 万床であり，これもしだいに減少している．

精神保健福祉法に基づく精神保健指定医とは，5 年以上の診療経験と 3 年以上の精神科診療の経験を有し，所定の研修を終了し，かつその提出したケースレポートが適切と認められた医師で，厚生労働大臣が指定する者である．精神保健指定医は，患者が自発的でない場合の入院の要否や，入院患者の行動制限の要否を判断するなど患者の人権擁護に重要な役割をもっている．

精神障害者は，保護・隔離を要する場合にも，本人が入院治療を受け入れないことがある．本人の意志に関わりなく非自発的に入院させる際には，慎重な手続きが求められる．精神保健福祉法では，5 つの入院形態が定められている〈**表 13.2**〉．うち「任意入院」は，患者の

〈表 13.2〉**精神保健福祉法に基づく精神障害者の入院形態**

入院形態	その内容	2019 年の件数（割合 ,%）
任意入院	患者自身の同意による自発的な入院	141,818（52.1）
医療保護入院	精神保健指定医の診察の結果精神障害者と診断され，入院の必要があると認められた者を，家族等の同意がある場合に，患者自身の同意がなくても精神病院に入院させることができる制度． ※ 2013 年精神保健福祉法改正により，家族等（配偶者，親権者，扶養義務者，後見人又は保佐人）のいずれかの同意に変更となった．家族等に該当者がいない場合等は，市町村長が同意の判断を行う．	127,429（46.8）
措置入院・緊急措置入院	精神保健指定医 2 名以上が診察し，患者が精神障害者であり，かつ入院させなければ精神障害のために自傷他害（自殺など自分を傷つける，または他人に害を及ぼすこと）の恐れがある場合に，都道府県知事が国もしくは都道府県立の病院に入院させる制度．緊急措置入院では入院期間は 72 時間まで．	1,585（0.6）
その他	応急入院など（これ以外で医療および保護の必要がある場合）	860（0.3）

同意によって自発的に入院する場合であるが，これ以外は非自発的入院である．「医療保護入院」は，精神保健指定医の診察の結果，精神障害者と診断され入院の必要があると認められた者で家族等の同意がある場合に，精神科病院に入院させることができる制度である．医療保護入院の場合には，患者の病院への移送を保健所などの行政機関が行うことになっている．「措置入院」は精神保健指定医2名以上が診察し，患者が精神障害者であり，かつ入院させなければ精神障害のために自分を傷つける，または他人に害を及ぼす（自傷他害の）恐れがある場合に，都道府県知事が国もしくは都道府県立の精神科病院または指定病院に入院させる制度である．入院形態別の患者数については，本人の同意に基づく任意入院が半数以上を占めている．しかし医療保護入院の割合もなお高い．

　各都道府県の精神医療審査会は，第三者機関として，措置入院，医療保護入院の要否について，定期病状報告をもとに審査し，また入院患者の退院や処遇改善請求に対する調査や判断を行っている．精神科病院の入院患者の人権擁護のため，電話や手紙など信書の発受の制限や，行政機関の職員などとの電話・面会の制限を行うことができないことになっている．患者の隔離，身体的拘束についても精神保健指定医の判断が必要になる．2019年の精神病床の平均在院日数は265.8日であり（病院報告），他科と比較するとなお長いが，年々短縮している．

　通院医療：　2017年の患者調査では，外来患者数は389.1万人であり，気分［感情］障害，神経症性障害，ストレス関連障害，身体表現性障害，統合失調症，統合失調症型障害及び妄想性障害が多い〈**表13.1**〉．過去15年間に約1.7倍（2002年の224万人から2017年の389.1万人）に増加している．増加の傾向を疾病別にみると，認知症（アルツハイマー病），気分［感情］障害（躁うつを含む），神経症性障害，ストレス関連障害及び身体表現性障害が顕著である．精神障害の治療のために医療機関に通院する場合に，医療費の自己負担分の一部を公費で負担する制度が，自立支援医療のなかに精神通院医療として位置づけられている．自己負担は1割だが，所得や疾患の種類によって上限度額が設定されている．

　地域精神保健福祉の体制：　地域の精神保健の第一線機関は保健所である．これを技術面で指導・援助する機関として，各都道府県に1カ所ずつ精神保健福祉センターがある．精神保健福祉センターには，精神科医，精神保健福祉士，臨床心理士，保健師などの専門技術職員が配置されている．これらの機関において実施されている業務を〈**表13.3**〉に示した．市町村も，精神障害者に対する福祉サービスにおいて大きな役割を果たしている．このほか，

〈表13.3〉　**精神保健福祉における保健所，精神保健福祉センターの役割**

精神保健福祉法・地域保健法による業務	
保健所	①管内の精神保健福祉に関する実態把握 ②精神保健福祉相談 ③訪問指導 ④患者家族会等の活動に対する援助・指導 ⑤教育・広報活動及び協力組織の育成 ⑥関係諸機関との連携活動 ⑦医療・保護に関する事務
精神保健福祉センター	①保健所及び精神保健関係諸機関に対する技術指導・技術援助 ②同，職員に対する教育研修 ③精神保健に関する広報普及 ④調査研究 ⑤精神保健相談（複雑又は困難なもの） ⑥協力組織の育成

精神薄弱者更正施設，児童相談所などがある．2014年に医療介護総合確保推進法が制定され，地域包括ケアシステムの構築が推進されることになった．精神障害についても，医療，障害福祉・介護，社会参加，住居，地域の助け合い，教育が連携した「精神障害にも対応した地域包括ケアシステム」の構築が目指されており，自治体を対象とした推進事業が行われている．

　障害者総合支援法における福祉サービス：
　障害者総合支援法では，身体障害，知的障害，精神障害の3つの障害をもつ者が，障害の種類にかかわらず，必要とするサービスを得られる一元的な仕組みが作られ，市町村が主体となってこれを提供する．サービス利用にあたっては原則費用の1割を本人が負担する．障害者総合支援法に基づく給付・事業

〈表13.4〉障害者総合支援法に基づく福祉サービス

区分	給付・事業
障害福祉サービス （介護給付）	自宅介護 重度訪問介護 同行援護 行動援護 療養介護 生活介護 短期入所 重度障害者等包括支援 施設入所支援
障害福祉サービス （訓練等給付）	自立訓練（機能訓練，生活訓練） 就労移行支援 就労継続支援（A型・B型） 共同生活援助
相談支援	地域移行支援 地域定着支援 計画相談支援 障害児相談支援
自立支援医療	更生医療 育成医療 精神通院医療
地域生活支援事業	相談支援 意思疎通支援 日常生活用具 移動支援 地域活動支援センター 福祉ホーム

は，大きく分けると介護給付，訓練等給付，相談支援，自立支援医療，地域生活支援事業に区分される〈**表13.4**〉．

　心神喪失者等医療観察法：　2005年に施行された「心神喪失の状態で重大な他害行為を行った者の医療及び観察等に関する法律」（略称「心神喪失者等医療観察法」）では，精神障害をもつ者が重大な他害行為を行い，心神喪失の理由で不起訴処分または無罪等が確定した場合には，検察官の申し立てにより，裁判官と精神保健審判員（精神保健指定医のうち研修などを受け，地方裁判所から任命された者）の合議により医療観察法を適応すべきかどうかについて判断がなされる．適応された場合には，厚生労働大臣が指定した医療機関で手厚い医療を提供するとともに，退院後は法務省管轄の保護観察所に所属する社会復帰調整官が生活環境の調整を行う．また，指定医療機関に通院し保護観察下におくことで，社会復帰の促進が図られることとなっている．

D　自　殺　対　策

　自殺は一般的に男性に多く，精神障害のほか，失業，経済的困窮などの社会的要因が関係していると考えられている．1998年にわが国の自殺者数は急増して3万人を超え，これを受けて2006年には，自殺対策基本法が制定され，翌年には自殺総合対策大綱が作成され，自殺対策の具体的な方針が決定された．その

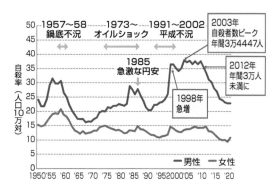

〈図13.1〉わが国の自殺率の推移
（データ：厚生労働省大臣官房統計情報部）

後も高い水準で推移し，自殺予防総合対策センターが開設され，また2007年には内閣府に自殺対策推進室が設置され，2012年にようやく3万人を割った〈**図13.1**〉．

　地域の自殺対策として，地域住民に対する地域づくり活動，心の健康についての啓発活動が行われている．専門家や一般市民が悩みを抱える人に気づき，話を聞き，必要なら専門家につなぐことができる，いわゆる「ゲートキーパー」の育成を行う事業も実施されている．一方，うつ病の早期発見と治療を中心とした対策も行われている．日本医師会は，自殺予防マニュアルを配布し，一般開業医によるうつ病の早期発見と専門医への紹介を行っている．さらに，いのちの電話などの相談活動や，NPO法人などによる遺族への支援活動が行われている．

　2016年には自殺対策基本法が改正され，自殺対策の主管が内閣府から厚生労働省に移管された．また自殺総合対策推進センターが発足した．また自治体に自殺対策計画を策定することが義務づけられた．翌年策定された自殺総合対策大綱では，誰も自殺に追い込まれることのない社会の実現がうたわれ，地域レベルの実践的な取り組みの推進，若者の自殺対策，勤務問題による自殺対策の推進，自殺死亡率を先進諸国の現在の水準まで減少することを目指している．なお，2019年に成立した「自殺対策の総合的かつ効果的な実施に資するための調査研究及びその成果の活用等の推進に関する法律」により自殺総合対策推進センターの業務は民間（指定調査研究等法人）に移管された．

　これらの自殺対策により，自殺率は男女とも減少する傾向にあったが，新型コロナウイルス感染症が社会問題となった2020年には女性の自殺率の上昇が観察されており，継続的な対策が必要と考えられている．

E　発達障害者の支援

　2005年から施行された発達障害者支援法では，発達障害が広汎性発達障害，学習障害，注意欠陥多動性障害，そのほか，通常低年齢で発症する脳機能の障害であると定義された．2010年の障害者自立支援法改正では，発達障害が障害者に含まれることが明示された．法律に基づいた地域支援体制の整備として，都道府県に発達障害者支援センターがおかれ，市町村等に対する専門的な情報提供や研修を行っている．発達障害者の支援が，保健・保育，学校，職場などで，それらの関係機関の情報共有により円滑に行われるように，地域支援体制整備事業が行われている．また，発達障害者支援の専門家や当事者団体の協力を得て，標準的な支援方法を開発し普及する事業が行われている．国立障害者リハビリテーションセンターに，発達障害情報・支援センターが設置され，社会全体の発達障害の理解を高めるための普及活動が行われている．さらに，国立障害者リハビリテーションセンター，国立精神・神経医療研究センターにおいて，専門的人材育成のための研修の充実が図られている．

F　依存症とその対策

a) アルコール依存症

　地域調査では約82万人（男性の2%，女性の0.1%）がアルコール依存であるとされる．

アルコール依存症の対策については，全国に依存症治療拠点機関の設置が進められている．保健所，精神保健福祉センターでも相談を行っている．また依存の問題を抱えた人たちが同じ問題を抱えた人とともに回復のために支え合う自助グループがある．アルコール依存については，AAや断酒会などがあり，依存からの回復に重要な役割を果たしている．2014年からはアルコール健康障害対策基本法に基づき国の基本計画が策定されている．このなかでは，飲酒による健康リスクに関する知識の普及，不適切なアルコール使用を防止する社会づくりから，アルコール健康障害に対する相談，治療，回復支援までの切れ目のない支援体制が課題とされている．

b）薬物依存症

薬物依存症は，麻薬や覚醒剤などの依存性のある薬物に対して，依存が生じた状態である．違法薬物を使った経験がある者は日本全国で約276万人に上る．薬物依存症の正確な有病者数は不明である．非合法薬物による依存症者が刑の執行により治療機会を失うことに対して薬物依存症の治療を推進するために，2016年から刑法の改正などによる薬物使用等の罪を犯した者に対する刑の一部執行猶予制度が施行されている．法律で規制されている薬物と類似した構造や作用をもつ危険ドラッグについても，これに起因する死傷事件や事故が相次いだことから，その規制や対策が進められている．

c）ギャンブル等依存症

ギャンブル等依存症（病的賭博，DSM-5では「ギャンブル障害」と呼ぶ）は，ギャンブルを繰り返し，そのために日常生活に支障が生じているにもかかわらずギャンブルを続け，自分の意志では止められなくなり，ギャンブルのことが頭から離れなくなる状態である．特定複合観光施設区域の整備に関する法律（略称「ＩＲ推進法」）が2016年に成立したことから，ギャンブル等依存症患者の実態把握，相談体制・医療体制の強化などが進められた．2018年からはギャンブル等依存症対策基本法が施行され，基本計画のもと，ギャンブル等依存症の実態把握・調査，医療提供体制の整備，啓発活動が実施されている．

G　災害時の精神保健福祉

地震，津波，洪水などの自然災害は，住民の精神健康に大きな影響を与える．生命の危機や悲惨な体験，家族・友人の死や家財の喪失，被災したことによる転居などの二次的な生活変化は，抑うつや不安，身体的な不調を引き起こす．多くの者では時間とともに症状が改善するが，一部にはうつ病やPTSDなどの精神障害を発症することもある．災害時の精神保健活動には時期や対象によりさまざまな方法があるが，①初期には，被災によって機能しなくなった精神医療の提供や，被災者の急性の精神反応への対応，②中期以降では，地域全体の精神健康を高め，集団としてのストレスと心的トラウマを減少させるための活動，③経過のなかで発症してくる精神障害に対する予防，早期発見，治療のための活動が行われる．2013年からは，被災地で精神医療や精神保健活動の支援を行う専門的なチームとして災害派遣精神医療チーム（DPAT）が位置づけられ，全国レベルでの災害時の情報システムも整備されている．

14. 成人保健・生活習慣病

　終戦後，衛生行政や労働環境の整備が進んだことにより疾病構造が結核等の感染症から脳血管疾患や心疾患に移行し，わが国の成人病対策（生活習慣病対策）が始まった．成人病対策は治療から予防へと移行し「国民健康づくり対策」が始まった．40年以上にわたる国民健康づくり対策の変遷を概観し，今，どのような取り組みが期待されているのかを考える．

A　成人保健対策の動向

a) 感染症対策から成人病対策へ

　　明治から昭和30年代ごろまで，わが国における健康施策は感染症対策が中心であった．明治維新後，諸外国との交流が盛んに行われるようになったわが国には，欧米の文化だけでなくコレラなどの感染症が流入し，衛生水準の低さもあいまって，コレラが大流行したことが記録されている．明治中期に入り，コレラが落ち着きをみせたころ，都市部の労働者の間で結核が流行し始めた．「肺結核予防二関スル件（明治37年）」「結核予防法（大正8年）」「改正結核予防法（昭和12年）」などが制定されるも，結核による死亡者は減らないまま戦時体制に移行した．

　　終戦後，復員者，引揚者を対象とした結核検診や，GHQ覚書「保健及ヒ厚生行政機構ノ改正二関スル件」に基づく衛生行政の整備，最低労働条件や労働者に対する健康診断を雇用者に義務づけた労働基準法をはじめとする労働に関する法律の整備，結核医療の発展などにより結核による死亡者は著しく減少した．その一方で，脳血管疾患，悪性新生物，心疾患による死亡率が上昇し，1951（昭和26）年，主要死因の第1位が結核から脳血管疾患に変わった〈図1.1〉．成人病対策（現在の生活習慣病対策）の幕開けである．

b) 成人病対策開始

　　昭和30年代，脳血管疾患，悪性新生物，心疾患が主要死因別死亡率の第1位～第3位を占めたことにより，それらは3大死因といわれ，成人病対策がわが国の成人保健対策の中心となった．しかし，当時の成人病対策には多くの課題があった．「日本の風土，生活習慣，産業のあり方などのうち，何が成人病に最も強い影響を与えるのか明らかになっていない」「感染症対策における予防接種や結核検診などとは違う方法の開発が必要である」「脳血管疾患や心疾患は，症状が安定し慢性疾患となると徐々に衰えていく経過をたどることが多かったため，家庭や社会における対応方法を開発していく必要がある」などが課題として記されている．

　　当時の厚生省は，1958（昭和33）年と1960（昭和35）年と1963（昭和38）年に，がんに対する実態調査を行い，1961（昭和36）年と1962（昭和37）年には脳血管疾患と心疾患に対する成人病基礎調査を行った．1962（昭和37）年には国立がんセンターを設立し，翌年から国庫助成によるがん研究が開始されている．同じ頃（1961（昭和36）年），九州大学の研究グループが福岡市に隣接した糟屋郡久山町（人口約8,400人）の住民

を対象に，脳卒中や心血管疾患などの疫学調査を開始している．久山町研究のホームページには，「研究の発端は，日本の死亡統計の信憑性に疑問が投げかけられたことにある．当時，脳卒中はわが国の死因の第1位を占めていた．なかでも，脳出血による死亡率が脳梗塞の12.4倍と欧米に比べて著しく高く，欧米の研究者からは『誤診ではないか』との声が上がった．しかし，それを検証するための科学的なデータがなかった．そこで日本人の脳卒中の実態解明を目的として始まったのが久山町研究だった」と記されている．

c）治療から予防へのシフト

　東京オリンピック（1964（昭和39）年）を契機に「国民の健康・体力増強対策について」が閣議決定され，国民が日常生活を通して積極的に健康・体力づくりにいそしめるような環境的諸条件の整備を目的として，「保健・栄養の改善」「体育・スポーツ・レクリエーションの普及」「強固な精神力の養成」などが推進された．しかし，高度経済成長に伴う都市化や人口の高齢化が進み，健康に影響を与える要因は複雑化していった．脳血管疾患による死亡は減少に転じたものの，悪性新生物と心疾患による死亡は上昇の一途をたどり，1975（昭和50）年ごろには，いわゆる3大死因が総死亡の約6割を占めるようになった．疾病構造が成人病中心へと変化し，その対策も治療から予防へとシフトして行き，国民の健康づくり対策が始まった．

B　国民健康づくり対策

a）第1次国民健康づくり対策

　第1次国民健康づくり対策は，1978（昭和53）年度からの10か年計画である．基本的な考え方として「生涯を通じる健康づくりの推進（一次予防の推進）」「健康づくりの3要素（栄養，運動，休養）の健康増進事業の推進（栄養に重点）」を掲げ，健康診査や保健指導の充実が図られた．健康づくりの基盤として，市町村保健センターの設置や保健師（当時は保健婦）や管理栄養士などのマンパワーを確保し，地域住民にとって身近なところで，総合的な対人保健サービスが実施されるようになった．市町村に健康づくり協議会などが設置されたのもこの頃である．

　また，1973（昭和48）年の老人福祉法改正により実施された老人医療費支給制度（無料化）が，老人受療率の上昇および医療費の増大，医療保険制度間の負担の不均衡を拡大させたこと，壮年期からの予防や早期発見のための対策が重要であることなどを受け，1982（昭和57）年に老人保健法が制定された．老人保健法は，国民の老後における健康の保持と適切な医療の確保を図るため，疾病の予防，治療，機能訓練などの保健事業を総合的に実施し，国民保健の向上および老人福祉の増進を図ることを目的とした法律である．成人病の発生が急増する傾向にある40歳以上の者を対象に，①健康手帳の交付，②健康教育，③健康相談，④健康診査，⑤医療，⑥機能訓練，⑦訪問指導の7つを保健事業の種類としてあげており，医療以外の6事業は市町村が実施することとされた．

b）第2次国民健康づくり対策〜アクティブ80ヘルスプラン〜

　1988（昭和63）年に開始した第2次国民健康づくり対策（アクティブ80ヘルスプラン）は，その名の通り，栄養，運動，休養のうち遅れていた運動習慣の普及に重点をおいた

対策である．老人保健法に定められた 7 つの保健事業のうち医療を除く 6 つの保健事業とタイアップし，健康の保持・増進，特異的予防（一次予防），早期発見・早期治療（二次予防），機能訓練・再発防止（三次予防）までの活動が総合的に実施されるようになった．

生活習慣の改善により疾病の発症・進行が予防できるという認識を醸成し，行動に結びつけていくことを目指し，1996（平成 8）年，公衆衛生審議会は「成人病」という名称を「生活習慣病」と改め，「食習慣，運動習慣，休養，喫煙，飲酒等の生活習慣が，その発症・進行に関与する疾患群」と定義した．

C 21 世紀における国民健康づくり運動

a) 第 3 次国民健康づくり対策〜健康日本 21 〜

「第 1 次国民健康づくり対策」「第 2 次国民健康づくり対策」は，疾病予防や健康づくりの推進に一定の成果を上げたが，疾病全体に占める生活習慣病の割合は増加した．2000（平成 12）年，第 3 次国民健康づくり対策は，「21 世紀における国民健康づくり運動（健康日本 21）」として開始された．すべての国民が健やかで心豊かに生活できる活力ある社会とするため，壮年期死亡の減少，健康寿命の延伸及び生活の質の向上を実現することを目的とし，9 つの分野に 80 項目の具体的な数値目標が設定された．ヘルスプロモーションの考え方が基盤となっており，一次予防重視と個人の健康づくりを支援する社会環境の整備の強化が進められたのも特記すべき点である．

また，2002（平成 14）年，健康日本 21 を推進し，国民の健康増進と国民保健の向上を図ることを目的に健康増進法が制定された．健康増進法には健康日本 21 の法制化（第 7 条）のほか，国民健康・栄養調査の実施（第 10 条），受動喫煙の防止（第 25 条），特別用途食品表示（第 26 条），栄養表示基準（第 31 条）などが定められている．

2005（平成 17）年，健康日本 21 の中間評価が行われ，2007（平成 19）年，健康日本 21 中間評価報告書が取りまとめられた．この結果を受け，2008（平成 20）年 4 月から，「メタボリックシンドロームの該当者・予備群の減少」「メタボリックシンドロームの概念を導入した健康診査・保健指導の実施率」などの新たな目標項目が追加されるとともに，2008 年度を初年度とする医療費適正化計画（5 年計画）の計画期間などとの整合性を踏まえ，2012（平成 24）年度まで 2 年間延長された．

健康日本 21 の最終評価では，目標値に達成した項目が 16.9%，目標には達していないが改善傾向の項目が 42.5%，変わらない項目が 23.7 %，悪化している項目が 15.3%，評価困難項目が 1.7%であった．健康日本 21 終了時のわが国は，平均寿命，健康寿命ともに，世界のトップクラスを維持しているものの，自殺，多量飲酒，メタボリックシンドロームの該当者・予備軍，脂質異常症（高脂血症）などは横ばいで変わらず，日常生活における歩数や糖尿病合併症などについては悪化していた．

b) 第 4 次国民健康づくり対策〜健康日本 21（第二次）〜

生活習慣および社会環境の改善，健やかで心豊かに生活できる活力ある社会の構築，国民の健康増進の総合的な推進を目指し，2013（平成 25）年，健康日本 21（第二次）として第 4 次国民健康づくり対策がスタートした．健康日本 21（第二次）は，下記の 5 分野を目

標設定の重点分野として設定した.

① 健康寿命の延伸と健康格差の縮小

② 生活習慣病の発症予防と重症化予防の徹底

③ 社会生活を営むために必要な機能の維持, 向上

④ 健康を支え, 守るための社会環境の整備

⑤ 栄養・食生活, 身体活動・運動, 休養, 飲酒, 喫煙, 歯・口腔の健康に関する生活習慣
　 及び社会環境の改善

「①健康寿命の延伸と健康格差の縮小」は生活習慣の改善や社会環境の整備によって達成すべき最終的な目標である. 「②生活習慣病の発症予防と重症化予防の徹底」は, がん, 循環器疾患, 糖尿病, COPD に対処するため, 一次予防, 重症化予防に重点をおいた対策を推進している. とりわけ非感染性疾患（NCDs：Non-Communicable Diseases）に着目し, 死亡原因として急速な増加が予測される慢性閉塞性肺疾患（COPD：Chronic Obstructive Pulmonary Disease）に関する項目を目標に加えていることは特記すべき点の 1 つである. 「③社会生活を営むために必要な機能の維持, 向上」については, 自立した日常生活を営むことを目指し, ライフステージに応じ, 「こころの健康」「次世代の健康」「高齢者の健康」を推進している. 「④健康を支え, 守るための社会環境の整備」は, 時間的・精神的にゆとりある生活の確保が困難な者も含め, 社会全体が相互に支え合いながら健康を守る環境を整備することを目指す分野である. 地域のつながりの強化や健康づくりを目的とした活動に主体的に関わっている国民割合の増加などの目標があげられ, 社会的処方[*1]が物議をかもした. 「⑤生活習慣および社会環境の改善」は, 生活習慣病の予防, 社会生活機能の維持及び向上, 生活

〈表 14.1〉健康づくり対策の変遷

第 1 次 国民健康づくり対策	第 2 次国民健康づくり対策 アクティブ 80 ヘルスプラン	第 3 次国民健康づくり対策 健康日本 21	第 4 次国民健康づくり対策 健康日本 21（第二次）
1978（昭和 53）年～	1988（昭和 63）年～	2000（平成 12）年～	2013（平成 25）年～
1. 生涯を通じる健康づくりの推進（成人病予防のための一次予防の推進） 2. 健康づくりの 3 要素（栄養・運動・休養）の健康増進事業の推進（栄養に重点）	1. 生涯を通じる健康づくりの推進 2. 栄養, 運動, 休養のうち運動習慣の普及に重点を置いた健康増進事業の推進	【目的】壮年期死亡の減少, 健康寿命の延伸及び生活の質の向上を実現 【基本方針】一次予防の重視, 健康づくり支援のための環境整備, 具体的な目標設定とその評価, 多様な実施主体間の連携	【目的】生活習慣及び社会環境の改善, 健やかで心豊かに生活できる活力ある社会, 国民の健康増進の総合的な推進 【目標設定】5 分野 53 項目
①乳幼児から老人に至るまでの健康診査・保健指導体制の確立 ②健康増進センター, 市町村保健センター等の整備, 保健婦, 栄養士等のマンパワー確保 ③市町村健康づくり推進協議会の設置 ④栄養所要量の普及 ⑤加工食品の栄養成分表示 ⑥健康づくりに関する研究の実施　等 1982 年 老人保健法制定	①乳幼児～老人に至るまでの健康診査・保健指導体制の充実 ②健康科学センター, 市町村保健センター, 健康増進施設等の整備 ③健康運動指導者, 管理栄養士, 保健婦等のマンパワー確保 ④栄養所要量の普及・改定 ⑤運動所要量の普及 ⑥たばこ行動計画の普及 ⑦外食栄養成分表示の普及 ⑧健康文化都市及び健康保養地の推進 ⑨健康づくりに関する研究の実施　等	【目標設定】9 分野 80 項目 ①栄養・食生活　②身体活動・運動　③休養・こころの健康づくり　④たばこ　⑤アルコール　⑥歯の健康　⑦糖尿病　⑧循環器病（脳卒中を含む）　⑨がん 2002 年 健康増進法制定 　　　　健康日本 21 法制化 2008 年 医療費適正化計画 　　　　（5 年計画） 2008 年 高齢者医療確保法 　　　　特定健康診査 　　　　特定保健指導 2012（平成 24）年度まで 2 年間延長	①健康寿命の延伸と健康格差の縮小 ②生活習慣病の発症予防と重症化予防の徹底 ③社会生活を営むために必要な機能の維持, 向上 ④健康を支え, 守るための社会環境の整備 ⑤栄養・食生活, 身体活動・運動, 休養, 飲酒, 喫煙, 歯・口腔の健康に関する生活習慣及び社会環境の改善

平成 26 年版厚生労働白書 p22 図表 1-2-5, 平成 22 年版厚生労働白書資料編 p63 を参考に筆者作成

の質の向上の観点から，各生活習慣の改善を図るとともに社会環境を改善することを目指す分野である．食塩や脂肪の低減に取り組む食品企業や飲食店の登録増加や，住民が運動しやすいまちづくり・環境整備に取り組む自治体数の増加など，社会環境に関する項目が目標にあげられ，健康についての意識が高くなくても「住んでいるだけで健康になれる街づくり」やナッジ理論[2]などが注目を集めている．健康日本21（第二次）は，現在の成人保健，生活習慣病対策の基盤となっている．

〈**表14.1**〉に健康づくり対策の変遷を示した．

＊1：地域とのつながりを処方することで問題解決に導くこと.
＊2：Nudge（ナッジ）は，「そっと肘で突く，そっと動かす」というような意味をもつ単語である．ナッジ理論とは，強制的にではなく，よりよい行動を自発的に取れるようにする方法，仕掛けに向けた理論である．2017年にノーベル経済学賞を受賞したリチャード・セイラーによって提唱された.

D　特定健康診査・特定保健指導

健康日本21の中間評価ののちに開始され，つづく健康日本21（第二次）においても目標項目（評価指標）としてあげられている「特定健康診査」と「特定保健指導」について解説する.

a) 特定健康診査

特定健康診査とは，メタボリックシンドローム（内臓脂肪症候群）に着目した健康診査である．2004（平成16）年の国民健康・栄養調査の結果，メタボリックシンドロームが強く疑われる者と予備群と考えられる者は，40〜74歳の男性2人に1人，女性5人に1人に上ると推計された．将来の医療費適正化を図るために必要な生活習慣病予防の観点から，高齢者の医療の確保に関する法律に基づき，2008（平成20）年4月より特定健康診査を実施することが義務づけられた．特定健康診査の対象は40〜74歳の被保険者と被扶養者である．検査項目は〈**表14.2**〉に示した.

b) 特定保健指導

特定保健指導は，特定健康診査の結果をもとに，循環器疾患のリスク要因の重複の程度に応じて3つの指導区分（積極的支援，動機づけ支援，情報提供）に階層化して行われる．具

〈表14.2〉**特定健康診査の検査項目**

基本的な項目	●質問票（服薬歴，喫煙歴等） ●身体計測（身長，体重，BMI，腹囲） ●血圧測定 ●理学的検査（身体診察） ●検尿（尿糖，尿たんぱく） ●血液検査 ・脂質検査（中性脂肪，HDLコレステロール，LDLコレステロール） 　※中性脂肪が400 mg/dL以上または食後採血の場合，LDLコレステロールに代えてnon-HDLコレステロールの測定でも可. ・血糖検査（空腹時血糖またはHbA1c，やむをえない場合は随時血糖） ・肝機能検査（GOT，GPT，γ-GTP）
詳細な健診の項目	※一定の基準の下，医師が必要と認めた場合に実施 心電図，眼底検査，貧血検査（赤血球，血色素量，ヘマトクリット値） 血清クレアチニン検査

（『国民衛生の動向 2022/2023』）

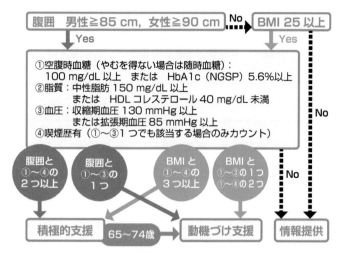

〈図 14.1〉特定保健指導対象者の選定と階層化
2018（平成 30）年から
（「国民衛生の動向 2022/2023」, p96 をもとに著者作成）

体的な階層化の方法は,〈**図 14.1**〉および以下の通りである. なお, 服薬中の者については特定保健指導の対象としない.

（1）積極的支援の対象

- 腹囲, 男性 85 cm 以上, 女性 90 cm 以上（以下, 腹囲）に該当し,〈**図 14.1**〉の①〜④の 2 つ以上に該当する.
- 腹囲は該当しないが, BMI 25 以上に該当し,〈**図 14.1**〉の①〜④の 3 つ以上に該当する.

（2）動機づけ支援の対象

- 腹囲が該当し,〈**図 14.1**〉の①〜③の 1 つに該当し, ④に該当しない.
- 腹囲は該当しないが, BMI 25 以上に該当し,〈**図 14.1**〉の①〜③の 1 つ, または, ①〜④の 2 つに該当する.
- 積極的支援の対象となった者のうち 65 〜 74 歳の者.

（3）情報提供の対象

- 腹囲は該当するが,〈**図 14.1**〉の①〜③のいずれにも該当しない.
- 腹囲は該当しないが, BMI 25 以上に該当し,〈**図 14.1**〉の①〜③のいずれにも該当しない.
- 腹囲（男性 85 cm 以上, 女性 90 cm 以上）にも BMI 25 以上にも該当しない.

　積極的支援, 動機づけ支援の対象者には, 初回は, 個別なら 20 分以上の面接（遠隔面接の場合は 30 分以上）, 8 名以下のグループなら概ね 80 分以上（遠隔の場合は 90 分以上）の面接を実施する. 面接では, 専門的知識, 技術をもった医師, 保健師, 管理栄養士などが, 対象者に合わせた実践的なアドバイスなどを行う. その後, 対象者自身で行動目標に沿って生活習慣改善を実践する. 積極的支援の対象者には, 生活改善実践中に, 再度の面接, 電話, メール, ファックス, 手紙などを用いた支援を約 3 か月以上実施する. いずれの対象者に対しても, 概ね 3 か月経過後に, 面接, 電話, メールなどで健康状態や生活習慣の改善状況などを確認し評価を行う.

15. 高齢者保健・在宅ケア

　わが国は諸外国に例をみない速度で高齢化が進行し，将来予測においても高齢化率はさらに上昇していくと推定されている．急激な高齢者人口の増加に伴う社会変容のなか，高齢者医療制度，老人福祉対策そして介護保険制度の整備など，さまざまな社会的な対策が行われてきた．それらの背景を述べた上で，各種制度の目的と実際の動向について概説する．

A　高齢者保健の背景

a）高齢者の現況

　わが国の総人口は 2020 年 10 月 1 日現在，約 1 億 2,571 万人となっている．65 歳以上の人口は 3,619 万人，高齢化率（総人口に占める 65 歳以上人口の割合）は約 29％となり，過去最高となった．2019 年において，わが国は高齢化率が世界第 1 位の国である．わが国の高齢化率は 1950 年には 4.9％であったが，1985 年には 10％，2005 年に 20％を超え急速に進展した．総人口が減少するなかで 65 歳以上の者が増加することにより，今後も高齢化率は上昇を続け，2065 年には高齢化率は 38.4％，つまり国民の 2.6 人に 1 人が 65 歳以上の者となる社会が到来すると推計されている．高齢化率の推移について，国際比較を〈図 15.1〉に示した．

　わが国は高齢化が進行した速度においても国際的に抜きんでている．高齢化率が 7％から14％に達するまでの所要年数（倍加年数）を比較すると，フランスでは 115 年，アメリカでは 72 年であるのに対して，わが国のそれは 24 年という短い期間で達している．このような急速な高齢化は，高齢者の保健，医療および介護といった社会保障に大きな影響を与えている．

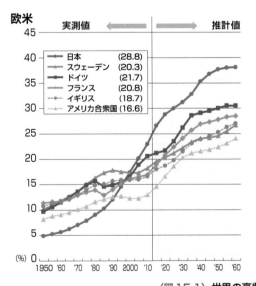
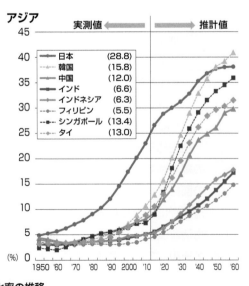

〈図 15.1〉世界の高齢化率の推移
資料：内閣府．「令和 2 年高齢社会白書」を基に作成

b）高齢者の生活

　2019 年の国民生活基礎調査によると，わが国の世帯総数は 5,179 万世帯であり，65 歳以上の者のいる世帯は 2,558 万世帯である．65 歳以上の者のいる世帯は急激に増加し続けており，全世帯に占める割合は 1986 年の 26％から 49％へと増加した．すなわち全世帯の約半数で高齢者が生活していることとなる．世帯構造が変化するなか，65 歳以上の者のいる世帯で三世代世帯が占める割合は，1986 年の 45％から 2019 年には 9％へと急激に減少した．一方で夫婦のみの世帯（827 万世帯，32％）および単独世帯（737 万世帯，29％）は年々増加しており，現在，高齢者の社会的孤立が問題となっている．

c）高齢者の健康

　加齢に伴い，ヒトの心身は臓器の機能低下，摂食・嚥下力の低下，感覚機能の低下，認知機能の低下，予備力・回復力の低下など，さまざまな変化が起こる．またサルコペニア（加齢に伴う筋肉量の減少）や，フレイル（加齢により心身の活力が低下した状態），ロコモティブシンドローム（運動器の障害による移動機能の低下をきたした状態）も生じてくる．これらが進むと，老年症候群と呼ばれる複数の症状・兆候をもつ状態となる．老年症候群の症状・徴候は，めまい，息切れ，転倒，骨折，脱水症，関節痛，腰痛，廃用症候群，体重減少，高齢者の低栄養など 50 項目以上がある．

　前期高齢者（65 〜 74 歳）と後期高齢者（75 歳以上）では，健康状況は大きく異なる．前期高齢者の要介護認定者割合は 3％であり，主な死因は悪性新生物，心疾患である．一方で，後期高齢者は老年症候群を発症し，複数の病気をもつ者が多い．後期高齢者の要介護認定者割合は 23％であり，主な死因は悪性新生物，心疾患であるが，高齢になるほど老衰，肺炎が増える．

　2019 年において，わが国は平均寿命および健康寿命が世界第 1 位の国である．健康寿命とは，平均寿命から寝たきりや認知症など介護状態の期間を差し引いた期間である．2019 年における平均寿命は男性 81.5 歳，女性 86.9 歳であるが，健康寿命は，男性 72.6 歳，女性 75.5 歳であり，健康寿命と平均寿命の差は男性 8.9 歳，女性は 11.4 歳となっている．これは男女ともに人生最後の 10 年近くは自立して生活することが困難な期間であるということを意味し，高齢期の心身障害の発症を予防する対策（介護予防）の拡充が求められている．

d）高齢者の虐待

　「人としての尊厳」を脅かす行為である虐待行為を防止することを目的とし，2006 年に高齢者虐待防止法が施行された．厚生労働省は高齢者虐待の対応状況調査を毎年実施している．2019 年の調査結果によると，虐待の種類は身体的虐待が最も多く，在宅における虐待をする者の続柄は息子（40％），夫（21％），娘（18％）の順となっている．

B　高齢者関連の制度

a）高齢者の保健・医療施策

　高齢者は老化に伴い，病気をもつ割合が高く医療費の負担も大きい．1973 年，高齢者の医療負担を軽減する目的で 70 歳以上の医療費無料化が導入され，その結果，高齢者医療費

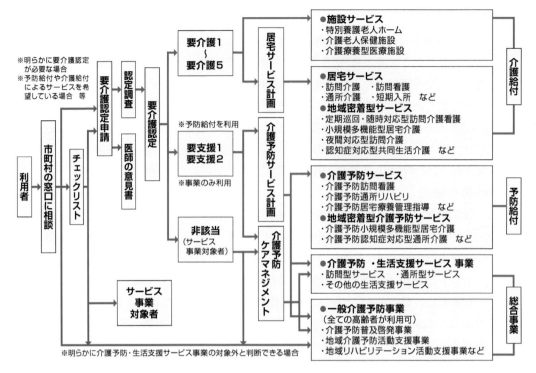

〈図15.2〉介護サービスの利用の手続き
資料：厚生労働省ホームページ（「公的介護保険制度の現状と今後の役割（平成30年度）」）
（「国民衛生の動向2021/2022」）

は増大することとなった．さらに被用者が退職後に国民健康保険に移行することもあり，被用者保険と国民健康保険との間の高齢者の割合に差が生じ，両保険間で高齢者医療費の負担に著しい不均衡が生じた．これらを見直すために1983年に「老人保健法」が施行され，老人医療費の一部自己負担（定額）が導入された．急速に進む高齢化に対応できず，医療制度改革（2005年）により，2008年に老人保健法は廃止され，医療事業は「高齢者の医療の確保に関する法律（高齢者医療確保法）」，保健事業は「健康増進法」へ移行することとなった．

　後期高齢者に対する医療は「高齢者の医療の確保に関する法律」に基づいて提供されている．運営主体は都道府県単位で，すべての市町村が加入する後期高齢者医療広域連合である．被保険者は，75歳以上の者および65～74歳で一定の障害の状態にあり広域連合の認定を受けた者である．医療給付の財源は，後期高齢者の保険料が1割，現役世代の保険料からの支援金が約4割，公費が約5割（国：都道府県：市町村＝4：1：1）となっている．患者の医療費負担は1割（現役並み所得者は3割）となっているが，2022年後期には現役並み所得者は3割，一定の所得以上の者は2割負担に引き上げられる．

b）介護施策と介護保険

　1963年に「老人福祉法」が制定され，特別養護老人ホームなどの老人福祉施設の創設が法定化された．1980年代は社会的入院や寝たきり老人が社会問題となり，1989年には「高齢者保健福祉推進10か年戦略（ゴールドプラン）」が策定され，介護施設の整備と在宅福祉の推進が行われた．1994年には「新・高齢者保健福祉推進10か年戦略（新ゴール

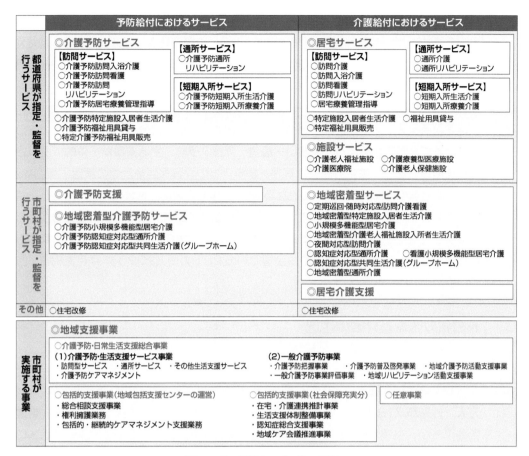

〈図 15.3〉**介護サービス等の種類**
(「国民衛生の動向 2021/2022」)

ドプラン)」，1999 年には「今後 5 か年間の高齢者保健福祉施策の方向（ゴールドプラン
21)」が策定され，介護予防を重視した介護サービスの基盤整備と生活支援対策の基本的方
向性が示された．

　2000 年 4 月 1 日，従来の老人福祉制度と老人保健制度に分かれていた介護サービスを統
合し，「自立支援」「尊厳の保持」「社会保険方式」を柱とした介護保険法が施行された．介護
保険は介護サービスに関わる給付と負担を行うための社会保険制度である．その保険者は市
町村であり，被保険者は 65 歳以上の第 1 号被保険者と 40 歳以上 65 歳未満の第 2 号被保
険者とに区分される．財源は 5 割が保険料，5 割が公費負担となっている．65 歳以上の者
は要介護者または要支援者と認定された場合，40 歳以上 65 歳未満の者は老化に起因する疾
病に罹患し，要介護者または要支援者と認定された場合に給付される．

　要介護認定・要支援認定は，市町村が行う．被保険者の申請を受けて，まず主治医意見書
と申請者の心身の状況調査に基づくコンピュータ判定（一次判定）を行い，その結果と主治
医意見書に基づき，介護認定審査会において審査・判定（二次判定）が行われる．認定結果
は，要支援 1 〜 2，要介護 1 〜 5 の 7 段階で示される〈**図 15.2**〉．

　介護保険では利用者の意思に基づき，利用するサービスを選択することが基本となる．ま
た，居宅介護支援事業所に所属する介護支援専門員に居宅サービスの種類や内容を定めた居宅

サービス計画（ケアプラン）を作成してもらうこともできる．施設入所の場合は，施設の介護支援専門員により施設サービス計画が作成される．介護予防サービスの場合は，地域包括支援センターにより介護予防サービス計画が作成される．介護保険で給付されるサービス等の種類を〈**図 15.3**〉に示した．

c）地域包括ケアシステム

地域包括ケアシステムとは，高齢者が住み慣れた地域で自分らしい暮らしを人生の最後まで続けることができるよう，住まい・医療・介護・予防・生活支援が一体的に提供される社会の仕組みである．厚生労働省は現在，3 年ごとの介護保険業計画の策定・実施を通じて，いわゆる団塊の世代が 75 歳以上となる 2025 年を目途に，地域の特性に応じた地域包括ケアシステムを構築するよう求めている．地域包括ケアシステムの中核となるのが，市町村が設置する地域包括支援センターである．高齢者の保健医療の向上および福祉の増進を包括的に支援することを目的としており，全国で約 5,221 カ所（2020 年 4 月末現在）設置されている．

C　高齢者の医療と介護の現況

a）高齢者の受療状況

2017 年の患者調査によると，調査日に全国の医療施設で受療した患者数は入院が 131 万人，外来が 719 万人と推計されている．65 歳以上の者は入院が 96 万人（全推計患者数の 73%），外来が 365 万人（全推計患者の 51%）となっている．受療率（人口 10 万当たりの受療患者数）は，入院が 1,036，外来が 5,675 であるが，65 歳以上の者は入院が 2,734，外来が 10,369 となっており，年齢とともに治療を受ける者の割合も増加する．65 歳以上の患者の主な疾病別にみた受療率を〈**表 15.1**〉に示した．

b）高齢者の介護状況

2019 年の介護保険事業状況報告によると，急速な高齢化に伴い，要介護（要支援）認定者数の数は，介護保険制度創設当初の約 218 万人から約 699 万人と増加している〈**表**

〈表 15.1〉　65 歳以上の患者の主な傷病別にみた受療率

（人口 10 万対）

入院		外来	
脳血管疾患	361	高血圧性疾患	1,440
悪性新生物	272	脊柱障害	848
骨折	238	歯肉炎及び歯周疾患	638
統合失調症，統合失調症型障害及び妄想性障害	208	歯の補てつ（入歯治療など）	540
心疾患	161	関節症	479

資料：厚生労働省．「平成 29 年患者調査」

〈表 15.2〉　要介護（要支援）度別認定者数の推移

（単位　千人）　　　　　　　　　　　　　　　　　　　　　各年 4 月末現在

	総数	要支援1	要支援2	要介護1	要介護2	要介護3	要介護4	要介護5
平成 12 年（2000）	2,182	291	・	551	394	317	339	290
17 年（2005）	4,108	674	・	1,332	614	527	497	465
22 年（2010）	4,870	604	654	852	854	713	630	564
27 年（2015）	6,077	874	839	1,176	1,062	793	730	604
令和 2 年（2020）	6,693	933	944	1,352	1,157	882	821	603

資料：厚生労働省．「令和元年度 介護保険事業状況報告」（国民衛生の動向 2021/2022）

15.2〉.

　介護保険受給者をサービス別にみると，居宅サービスの受給者が年間 4,609 万人月（月ごとの受給者数を 1 年間合計したのべ数，以下同じ）が最も多く，地域密着型（介護予防）サービス受給者は総数 1,058 万人，施設サービス受給者は総数 1,140 万人となっている．2019 年 9 月中の利用回数をみると，訪問介護が 18.7 回，通所介護が 8.9 回となっている．

　2019 年の国民生活基礎調査によると，介護が必要となった主な原因は，要支援者では関節疾患（19%），高齢による衰弱（16%）の順になっており，要介護者では認知症（24%），脳血管疾患《脳卒中》（19%）の順となっている．主な介護者は，同居者（54%）が最も多く，別居の家族（14%），事業者等（12%）が続いている．同居者のなかでは，配偶者（24%）が最も多く，子（21%），子の配偶者（8%）が続いている．同居の主な介護者を性別にみると，女性（65%）が多くなっている．同居している主な介護者が 1 日のうち介護に要している時間をみると，要支援 1 〜要介護 2 では「必要な時に手をかす程度」が最も多いが，要介護 3 〜要介護 5 では「ほとんど終日」が最も多く，要介護 3 では 32.5%，要介護 4 では 45.8%，要介護 5 では 56.7%が「ほとんど終日」介護している．

D　在 宅 ケ ア

a) 訪 問 看 護

　訪問看護とは在宅で継続して療養を受ける状態にある者に対し，主治医の指示の下に看護師等が居宅に訪問し，療養上の世話または必要な診療の補助を行うことをいう．介護保険，医療保険を利用した訪問看護サービスは，主治医が交付する訪問看護指示書に基づいて提供され，介護保険の給付を医療保険の給付に優先する．要介護被保険者においては，末期の悪性腫瘍，難病患者，あるいは急性増悪等による主治医の指示があった場合などに限り，医療保険の給付による訪問看護が行われる．介護保険を使う場合は，要介護認定の後に介護支援専門員が作成する「居宅サービス計画」に基づいてサービスが提供される．

　2012 年には，医療依存度が高い在宅療養者を最後までサポートするために，介護保険サービスに「看護小規模多機能型居宅介護」が創設された．これは，訪問看護と小規模多機能型居宅介護を組み合わせたものであり，「通い」「泊まり」「訪問介護」「訪問看護」を一体的に提供するサービスである．現在，普及に向けた取り組みが実施されている．

b) 訪問看護事業所の状況

　2019 年における訪問看護事業所は全国で 12,057 カ所（病院・診療所 1,480 カ所，訪問看護ステーション 10,577 カ所）となっている．年次推移をみると，訪問看護ステーションの数は，近年の増加が著しいが，介護保険を算定する病院・診療所は減少傾向にある．

　2017 年の訪問看護ステーションの 1 事業者当たりの従事者数は 7.1 人であり，5 人未満の事業所が全体の半分を占めている．訪問看護ステーションで働く者の職種は，看護職のほか，理学療法士，作業療法士，言語聴覚士などである．なお，2018 年における訪問看護ステーションに就業している看護職は，就業している全看護職の 4.2%にとどまる．訪問看護ステーションにおいては，従事者数が少ないほど 24 時間対応を行っていない傾向がある．

c）訪問看護利用者の状況

　　訪問看護の利用者数は増加傾向にあり，介護保険は約55万人，医療保険は約29万人（2019年6月）となった．訪問看護全利用者の疾病別割合を〈**図15.4**〉に示した．2019年の介護サービス施設・事業者調査によると訪問看護ステーションの利用者1人当たりの訪問回数（1カ月間）は介護予防サービスで4.8回，介護サービスで6.3回となっている．

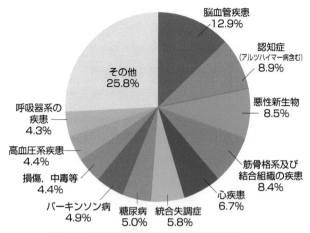

〈図15.4〉**訪問看護全利用者の疾病別割合**
資料：厚生労働省．「令和元年サービス施設・事業所調査」

利用者1人当たり訪問回数を要介護（要支援）別にみると，「要介護5」が8.3回と最も多く，要介護度が高くなるにしたがって，訪問回数が多くなっている．

E　終末期ケア・尊厳死

　　2019年に「医療機関」で死亡した者の割合は72.9%を占める．一方，2017年の「人生の最終段階における医療に関する意識調査」によると，最期を迎えたい場所として「自宅」と回答した者が約7割を占めた．このような国民のニーズに加え，限られた医療資源と高齢化の影響に伴う死亡者数の増加から，医療の場以外での終末期医療の拡充が求められている．今後は，病院だけでなく施設および在宅で働く医療・介護従事者が終末期ケア（死期が近い人のケア）を実践する場面の増加が予想される．

a）終末期

　　終末期とは死期が近い状態であり，人生の最終段階を指す言葉である．全日本病院協会の「終末期医療に関するガイドライン策定検討委員会」（2016）では，〈**表15.3**〉のように定義されて

〈表15.3〉**終末期の定義**

①複数の医師が客観的な情報を基に，治療により回復が期待できないことを判断すること
②患者が意識や判断力を失った場合を除き，患者・家族・医師・看護師等の関係者が納得すること
③患者・家族・医師・看護師等の関係者が死を予測し対応すること

いる．日本老年医学会は2011年に高齢者の終末期を「病状が不可逆的かつ進行性で，その時代に可能な最善の治療により病状の好転や進行の阻止が期待できなくなり，近い将来の死が不可避となった状態」と定義した．加えて，高齢者は複数の疾病や障害を併せもつことが多く，「終末期」の経過はきわめて多様で余命の予測が困難であることから，その定義に具体的な期間の規定は設けないとしている．

b）終末期ケア

　　終末期にはさまざまな身体的および精神的苦痛や負担が生じるため，多様なケアが必要であり，この段階の医療・看護・介護を終末期ケア（ターミナルケア）と呼ぶ．ケアの対象は患者とその家族である．終末期を迎えた人が人生の残り時間を自分らしく少しでも穏やかに過ごし，満足した最期を迎えられるよう，積極的な治療による延命よりも苦痛や不快感を緩

和し，本人の精神的な安定や生活の質（QOL：quality of life）を優先させる．終末期におけるケアの概念は複数あり，生命を脅かす疾患に罹患した患者とその家族を対象に苦痛を和らげることを目的とした緩和ケア，余命の短い患者とその家族を対象に身体的・精神的・社会的な側面からの総合的ケアの提供を目的とするホスピスケアなどがある．

c）尊　厳　死

　疾患により回復の見込みがない末期状態になった場合，自己の希望（意思表示：リビングウィル）に基づき，人間としての尊厳を保ちながら死を迎えることを尊厳死という．尊厳死は終末期医療における自己決定権を尊重する考えに基づいている．厚生労働省は医療における意思決定支援の仕組みづくりを行っており，2018年3月に「人生の最終段階における医療の決定プロセスに関するガイドライン」の改訂を公表した．ここでは，終末期の意思決定プロセスの概念であるアドバンス・ケア・プランニング（ACP：advanced care planning）の重要性が強調された．最後まで患者の意思を最大限尊重した医療が行われるよう，患者が家族や医療介護提供者などと，日頃からどのような生き方を望むのかを繰り返し話し合うことを推奨している．

16. 災 害 と 健 康

　災害では多数の死亡者や傷病者が生じる．大規模な災害の発生は，国内でも海外でも稀ではない．
地震や洪水，津波などの自然災害によるものばかりでなく，列車事故や火災などの人為災害もあり，
放射線事故などの特殊災害もある．さらに複数の災害が起こる複合災害もある．災害では多彩な健康
被害が生じる．一般に発災直後は外傷が急増し，時間の経過とともに，内科的疾患が増加する．精神
保健上の疾患も生じる．また，発災以前に受けていた医療の継続も必要である．

　災害時の公衆衛生は，集団・地域として災害による健康被害を把握し予測すること，健康被害に対
応すること，そして健康被害を予防することである．

A　災害の定義と分類

a) 定　　義

　　災害は，「被災地域の人的，物的資源で対応が困難となるような人間社会の環境破壊をもた
らす深刻かつ急激な出来事で，被災地域外からの医学的，社会的な援助を必要とし，適切な
救護や支援がなされないときには，短期間のうちに非常に多くの被災者を生み出す事態」と
定義される．

　　集団災害は，災害の種別にかかわらず，同時に多数の死傷者（20人以上）が発生し，その
地域の救急医療能力の範囲を超える場合をいう．

b) 分　　類

　　災害は，自然災害，人
為災害，特殊災害の3つ
に大別される．また，災
害が重なることを複合災
害という〈表16.1〉．

〈表 16.1〉災害の種類

分類	例
自然災害	地震，津波，火山噴火，台風，大雨，洪水，干ばつ，竜巻，土石流，隕石
人為災害	航空機，列車，船舶などの大型交通災害，都市火災，鉱山事故
特殊災害	放射線事故，有毒物質の拡大汚染，戦争，テロリズム，マスギャザリング，政治的衝突
複合災害	同種あるいは異種の災害が同時また時間差をもって発生する災害

　　医療体制に応じて，すべての傷病者が収容可能な災害（MCI：mass-casualty incident），
地域の医療能力を圧倒的に上回る傷病者が発生した災害（disaster），戦争や難民，飢餓な
ど，国際的な救援を必要とする災害（major disaster）にも分類される．

　　国内，国外で多数の被害者が出る災害は決して稀ではない．2000年以後にも世界と日本
に種々の災害が生じている〈表16.2〉．

　　自然災害：　近年，今までにみられなかった水準の異常気象が発生しており，予想外の災
害が起きている．国内では，線状降水帯と呼ばれる大雨や12月の季節外れの大型台風など
が生じ，海外では，ヨーロッパでの洪水や熱波，北米の巨大サイクロンと大竜巻の集中発生，
寒冷地カナダの高気温，異常乾燥によるオーストラリアの大規模森林火災などがある．

　　人為災害：　航空機や列車などの大型交通事故や都市火災，鉱山事故などをいう．

　　特殊災害：　放射性物質の事故や有毒物質の汚染拡大，核・生物・化学兵器によるテロリ
ズム，大規模野外コンサートなど多数の人々が集まったマスギャザリング，民族間の軋轢や

政治的衝突，軍事侵攻，戦争などがある．ウクライナでは大規模な戦争が起きている．

CBRNE災害（シーバーン）：　化学（chemical），生物（biological），放射性物質（radiological），核（nuclear），爆発物（explosive）の5つを特にCBRNE災害という．通常の災害対応に加え，ゾーニングと救助者の防護措置，患者の除染措置が必要となる．汚染の拡大防止と効率的な救助活動のために，災害現場とその周辺は，hot，warm，coldの3zoneに区別される．

以前は自然災害が主であったが，現代では地球温暖化などの人為的要因による自然災害と軍事侵攻やテロリズムなど大規模な人為災害が顕著である．

感染症：　感染症は，過去に多数の死者を出してきた．中世では，ヨーロッパでは人口の3分の1がペストで死亡した．近世では，インカ帝国で人口の3分の2以上が麻疹などの急性感染症で死亡し，帝国の滅亡につながった．1918年のインフルエンザでは，世界で約1億人が死亡した．現在，われわれは，新型コロナウイルス感染症（COVID-19）大流行の中にいる．

〈表16.2〉2000年以後に発生した世界の主な災害

場所	種類	年	死者・行方不明者数
ベネズエラ	洪水	2000	30,000
インド	地震	2001	20,000
米国	同時多発テロ	2001	2,996
イラン	地震	2003	26,800
ヨーロッパ	熱波	2003	35,000
インド洋	地震，津波	2004	226,000
米国	ハリケーン	2005	5,300
パキスタン	地震	2005	75,000
インドネシア	地震，火山噴火	2006	5,800
ミャンマー	サイクロン	2008	138,400
中国（四川）	地震	2008	87,200
オーストラリア	森林火災	2009	175
ハイチ	地震	2010	222,500
日本（東日本）	地震，津波	2011	19,000
ロシア	隕石	2013	0（負傷者1,400）
韓国	海難	2014	299
日本（御嶽山）	噴石	2014	63
インド	熱波	2015	2,200
フランス（パリ）	同時多発テロ	2015	130
日本（熊本）	地震，台風	2016	225
日本（中国，四国）	豪雨	2018	200
日本（熱海）	土石流	2021	86
ヨーロッパ	洪水	2021	243
米国（中部，南部）	竜巻	2021	90
全世界	COVID-19	2022	6,500,000[*1]
ウクライナ	戦争	2022	5,700（民間人）[*2]

*1 2022年9月世界保健機関，*2 2022年9月国連人権事務所

防災と減災：　防災は，災害予防と災害応急対策をまとめた考えである．さらに災害復旧を含む場合もある．一方，減災は，ある程度の被害の発生を想定した上で，限りある人材，資源，予算を集中させることで，人命損失を最小化しようとする考えである．

B　災害に関する主な法律

災害対策基本法：　伊勢湾台風の教訓から1959年制定された．防災計画および予防対策，災害時の応急対策，復旧対策，財政金融措置などが定められている．国には中央防災会議，都道府県には都道府県防災会議などが設置される．発災直後に非常災害対策本部や緊急災害対策本部が設置される．

災害救助法：　都道府県知事が必要な計画の樹立，救助組織の確立，労務，施設，設備，物資資金の整備を行う．救助の内容は収容施設，応急仮設住宅の供与，食品と飲料水の供給，生活必需品の給与，貸与，医療，財産，救出などである．

被災者生活再建支援法：　1995年の阪神・淡路大震災を契機に，制定された．

国際緊急救助隊の派遣に関する法律：　海外で発生した大規模災害の被災国への国際救助

活動が規定される.

　その他の法律:　地震に対して，大規模地震対策特別措置法，東南海・南海地震に係る地震防災対策の推進に関する特別措置法があり，災害復旧復興には，激甚災害に対処するための特別の財政援助等に関する法律，地震保険に関する法律，災害弔慰金の支給に関する法律がある.

　緊急時の医療では，消防署設置等の消防組織法と，消防活動や火災予防，救急業務を定めた消防法，救急医療用ヘリコプターを用いた救急医療の確保に関する特別措置法がある.

　ほかに，原子力災害特別措置法，石油コンビナート等災害防止法，活動火山対策特別措置法，耐震基準について建築基準法，気象に関して気象業務法や消防法，水防法などがある.

　非常事態への対応として，武力攻撃事態等及び存立危機事態における我が国の平和と独立並びに国及び国民の安全の確保に関する法律がある.

C　災害時の医療機関と組織

a) 医療機関，組織

　災害拠点病院:　発災初期に，被災地域内での迅速な医療救護活動の拠点となり，被災地内の医療機関への支援協力を行う医療機関として，全国に 64 の基幹災害医療センター，695 の地域災害医療センター，合計 759 の施設がある.

　災害拠点病院との連携病院:　災害拠点病院と連携して災害時医療救護活動を実施する病院の確保が地方自治体により進められている.

　救護所:　通常の医療体制では対応できない場合，区市町村は，各地域の防災計画等に基づいて医療救護所を設置する. 医療救護所は，主に災害拠点病院等の近接地等に設置される緊急医療救護所と，避難所に設置される避難所，医療救護所に分けられる.

　災害派遣医療チーム（DMAT）:　発災後，数時間から 48 時間以内に活動できる機動性をもったトレーニングを受けた医療チームである. 2019 年 3 月末で 1,686 チーム，約 14,000 名の隊員が登録されている. 任務は，被災地域内での医療情報収集と伝達，トリアージ，応急医療，搬送，災害拠点病院や広域搬送拠点医療施設への支援，広域航空搬送の搭乗医療チームなどである.

　災害派遣精神医療チーム（DPAT）:　被災した精神科病院の患者対応，被災者の外傷後ストレス障害（PTSD）や精神疾患の予防とケアを目的として，都道府県および政令指定都市により組織される.

　日本医師会災害医療チーム（JMAT）:　日本医師会により組織される災害医療チームである. 急性期の災害医療を担当する DMAT が撤退した後に，現地の医療体制が回復するまでの間，継続して地域医療を支える.

　災害時健康危機管理支援チーム（DHEAT）:　健康危機管理に必要な情報収集・分析や調整などの研修・訓練を受けた都道府県および政令指定都市の職員により組織される. 重大な健康危機が発生した際に，被災自治体で指揮・調整を補佐する.

　災害医療コーディネーター:　DMAT などの保健医療活動チームの派遣調整などコーディネート機能を行う.

緊急消防援助隊: 大規模災害時に効率的な人命救助と救助活動を行うために，1995年全国の消防機関相互による救助体制として発足し，2021年に6,546隊が整備されている．

専門職の派遣: 全国の多数の医療機関から，医師，看護師，薬剤師などの救護班が派遣される．行政機関から，保健師を中心とした救護班が長期にわたって保健活動を目的に派遣される．

b) システム，計画等

広域災害救急医療情報システム（EMIS）: 平時には通常の救急医療情報システムとして利用されている．災害発生時には，情報収集や発信などの災害情報の共有により，より多くの傷病者に適切な医療を提供するために運用される．

広域搬送システム: 都道府県，近隣府県のブロックを超えた応援協定が締結されており，傷病者，医療救護班，医療物資などを広域搬送するシステムが整備されている．

災害医療計画: 情報通信システムの整備，初期救急医療体制，傷病者の搬送，医薬品・医療資器材の備蓄，メンタルケアや二次災害発生の防止策，電力・燃料・食料・水の確保，医療関係者への教育・研修，ボランティアなどのコーディネート機能，人工透析患者や妊婦・新生児への対応策が含まれる．

災害医療訓練: 関係機関の指揮者が集まって情報伝達や対応を検討する，机上訓練，模擬傷病者を用いる演習訓練，全関係機関が参加する総合防災訓練などが行われる．

D 災害時の活動

a) 緊急時医療の活動の基本原則

災害時には体系的に対応することが重要である．指揮・統制，安全確保，連絡，評価，トリアージ，応急処置，救急搬送の7原則（CSCATTT）が重視される〈**表16.3**〉．災害時には，消防機関，警察，自衛隊，医療，行政など種々の組織が活動するが，円滑な遂行には組織内の指揮系統とともに，組織間の相互の連携と協力が必要である．

〈表16.3〉CSCATTTの7原則

項目	意味	内容
Command and Control	指揮・統制	組織内の縦の命令系統，関係組織間の横の連携
Safety	安全確保	救助者の安全確保
Communication	連絡	組織内の縦，組織間の横のコミュニケーション
Assessment	評価	情報の分析と活動方針，戦略戦術のための種々の検討
Triage	トリアージ	救出，現場治療，搬送の優先順位の決定
Treatment	応急処置	限定された人的物的医療資源で最大多数に最善の処置
Transportation	救急搬送	適切な患者を適切な時間内に適切な医療機関へ搬送

安全（3Sの原則）: 安全はすべての活動に優先する．安全の優先順位は，救助者（self），現場（scene），傷病者（survivor）である．

トリアージ: 限られた人的物的資源を最大活用するために，傷病者の重症度，緊急度を迅速評価し，救出，現場治療，搬送などの優先順位が決定される．最優先治療群（赤），待機的治療群（黄），

〈表16.4〉災害時に危険が増加する感染症

経路	主な疾患
外傷	創部感染，破傷風，ガス壊疽
汚染水の吸入	誤嚥性肺炎（レジオネラ肺炎を含む）
動物媒介（ノミ，ダニ）	レプトスピラ症，つつが虫病，ハンタウイルス症，発疹チフス

保留群（緑），無呼吸群（黒）の4つに分類される．応急処置として，現場に医療救護所が設置され医療救護班の活動がなされる．トリアージに基づき医療機関への搬送の優先順位を決定し，分散搬送を念頭に搬送先の医療機関が選定される．

　災害時の感染症：　外傷や自然環境の変化により危険が増加する感染症がある〈**表16.4**〉．

　災害時のメンタルケア：　災害時の被災者の心理的負担は大きい．多くは一時的であるが，うつ病，パニック発作，PTSDに移行する場合もある．災害初期の心理的応急処置として，早期より援助者が被災者に接触し，心理的不安定者（見守り対象者）の同定と観察を行う．

b）患　者　搬　送

　患者は集合点より，近隣の診療所などの医療機関に送られ，救急処置や応急処置が行われる．近隣の医療機関の限界を超えた場合，後方の診療所，病院などに搬送される．傷病の程度に応じて，災害拠点病院などに搬送される．搬送には救急車やヘリコプター，航空機が使用される．航空機搬送拠点には，救護所機能を有する航空搬送拠点（SCU）が設置され，被災地外への広域医療搬送がなされる．

c）災害弱者（CPEHCT）

　保護すべき災害時の弱者（CPEHCT）として，子ども（children）や妊婦（pregnant women），高齢者（elderly people），障害者（handicapped），慢性疾患患者（chronically ill），旅行者（tourists）が挙げられている．

d）避　難　所

　避難所は，住まいを失い，地域での生活を失った被災者の拠り所となる．また，在宅で不自由な暮らしを送る被災者の支援拠点となる．

e）ボランティア活動

　災害時には多彩なボランティア活動がなされるが，専門性を求められる保健・医療の分野では，コーディネーターの指揮下に入り，被災住民の需要に応じた活動が主体になる．コーディネーター役は行政機関が任うことが一般的である．

f）災害ロジスティックス

　災害時には大量の物資が必要となる．物資と情報の流れを，計画・実行・管理して，被災地で必要な物を，必要な時に，必要な量を，必要な場所に提供することをいう．

g）検　　死

　大規模災害では，死体の個人識別が必要になる．その際，所持品や着衣，身長や顔貌などの身体的特徴，指紋，歯の異常・疾患・喪失・治療処置などの特徴，血液型，またDNA分析によって識別される．

E　災害サイクル

　被災地が発災から発災前の状況に戻るまでの時間経過を災害サイクルと呼ぶ〈**表16.5**〉．災害を受けた地域・集団に対して，災害の時期ごとに，発生する健康問題を把握・予測して，対応

〈表16.5〉災害サイクル

時期	期間	活動
超急性期	0〜3日	自助，共助
急性期〜亜急性期	3〜14日	外部からの援助
慢性期〜復興期	14日〜3カ月	外部援助の撤退，復興支援
静止期	3カ月以降	復興，防災，減災

することが重要である.

a）超 急 性 期

　　自助・共助・公助：　傷病者の救出と救助，そして救命のための医療が行われる．発災の後の行動が生死を左右する．まず逃げ出すこと（自助），逃げ遅れたときに近隣の人に助け出してもらうこと（共助）が大事になる．近隣住民で助け合うコミュニティを作っておくことが必要である．都市部では共助が機能しないことが懸念される．消防組織や警察，自衛隊などの救助活動（公助）が組織的に動き出すには時間がかかる．

　　救出された外傷患者は，近隣の医療機関に搬送されて救命医療が行われる．参集した災害派遣医療チーム（DMAT）が病院支援や広域搬送に取り組む．倒壊家屋下の傷病者に救助行動と並行して，医療活動が行われる場合もある（瓦礫の下の医療）．

　　医療の継続が必要な住民が存在する．特に在宅人工呼吸使用の難病患者や人工透析患者への早急な支援対応が必要となる．

　　都市での災害では，被災者以外に，多数の帰宅困難者が発生する．災害時帰宅支援マップなどの準備が必要となる．高層住宅では停電などで生活が困難となり，避難所での生活になることがある．

b）急性期〜亜急性期

　　救命医療の対象となる傷病者が少なくなり，DMATの活動は終了する．

〈表 16.6〉 避難所で起こりやすい感染症　（感染経路別）

感染経路	主な疾患
飛沫感染	インフルエンザ，肺炎球菌性肺炎，マイコプラズマ肺炎，百日咳
経口感染	感染性下痢症（細菌性・ウイルス性），ウイルス性肝炎，腸チフス，パラチフス
接触感染	黄色ブドウ球菌感染症，A群連鎖球菌感染症，流行性角結膜炎，疥癬
空気感染	結核，麻疹，水痘

日赤や一般の病院から派遣された医療救護班や医師会派遣のJMATが救護所での診療や避難所内の巡回診療を行う．安全な飲料水や食料の確保，衛生的なトイレの維持管理，暑熱寒冷など住環境への配慮，さらに消化器伝染病やインフルエンザなど，避難所で起こりやすい感染症への対策が必要である〈**表 16.6**〉．

　　ライフラインの途絶や避難所生活が続くと，生活環境の悪化とともに内科的疾患が増加しやすい．不眠などの急性ストレス障害への精神保健対策として，DPATが活動する．

　　被災地の医療機能の復旧が進行し，地域の医療機関が再開されると，救護班は撤収する．持病の内服薬などが途切れる頃であり，発災前に受けていた医療の継続が必要となる．

c）慢性期〜復興期

　　避難所や仮設住宅での生活が長期化すると，健康障害を起こしやすくなる．暑熱・寒冷などの環境，慢性疾患の悪化予防や精神保健上のストレス対策が重要となる．移動や転出などで，地域のコミュニティが維持できない場合では，被災者が孤立しやすく，高齢者の孤独死が起こる．うつ状態や自殺企図，PTSDなどの課題に対して，精神保健活動が必要となる．

　　車中宿泊による避難での深部静脈血栓症・肺梗塞（エコノミークラス症候群）や，津波後の化学物質やヘドロ中の微生物による肺炎（津波肺），長期の避難所生活で歩けなくなる廃用症候群（生活不活発病）など，災害に関連した新たな疾患も起こる．避難中や避難後に健康悪化を招いて，孤独死や自殺などの災害関連死も生じる．

d）静 止 期

　　災害からの復興とともに，防災や減災に取り組む時期である．

第**IV**部
公衆衛生のひろがり

　公衆衛生は，社会の組織的な取り組みによって人々の健康やQOL（quality of life）を維持・増進する実践活動，ならびにそのための知識・技術の総体とされる．学問的な真理や厳密さを追求する一方で，現実的な便益や柔軟さも重視する．このようなことから，公衆衛生の面白さや複雑さ，醍醐味が生まれると考えられる．

　すでに本書でみてきたとおり，学問としての公衆衛生はさまざまな領域から構成されるが，これらは大きく２つに分けることができる．１つは，公衆衛生が人間集団を対象とすることから，集団の特性によって分類する方法である．母子保健，学校保健，産業保健，精神保健，成人保健，高齢者保健などがこれにあたる．もう１つの分類は，広い意味での「方法論」による分類である．疫学や統計学，環境科学，栄養学，感染症対策，健康教育などである．

　しかし，近年，国内外の健康と医療に関わる状況は急激に変化している．急速に進行する少子高齢化，幼児虐待やいじめの問題，生活習慣病のまん延，新型コロナウイルス感染症のような国境を越えて広がる新興・再興感染症，グローバル化の中で進む環境汚染，生命倫理や終末期の倫理的問題，患者安全や医療の質への関心の高まり，医療費増加への対応などは多くの国々で共通した課題となっている．また，労働現場における過労死・自殺の増加，東日本大震災による巨大災害被害，福島第一原発事故による放射能汚染など，わが国特有の問題もある．このような状況において，健康と医療に関わる問題についての俯瞰的・システム的な思考，すなわち公衆衛生的視点がまさに求められている．

　第IV部では，近年の情勢の変化を受けて，広がりつつある公衆衛生の実践活動や学問領域の中でもとくに重要ないくつかの分野を取り上げる．まず「地域保健行政」においては，地域保健に関わる諸制度や種々の行政サービスの仕組みを学ぶ．「保健と福祉」では，人が社会の中でQOLを高め，より良く生きるために，福祉の理念とそれに基づく諸制度が構築され，種々の社会サービスが展開されてきたことを学ぶ．さらに，「医療制度と医療政策」では，公的な財源制度と民間主体の医療サービス提供を特徴とするわが国の医療制度を理解し，少子高齢化と医療費増加の下でとるべき医療政策を考察する．最終章の「国際保健」では，公衆衛生の総まとめとして，国境を越えて広がる公衆衛生の体制づくりを理解し，世界の人々の健康問題に思いをはせてもらいたい．

（小林廉毅）

17. 地域保健行政

　わが国の地域保健行政は，1872（明治5）年の文部省医務課の設置につづき，1874（明治7）年に衛生行政組織や公衆衛生等について明記された「医制」の公布から始まる．

　本章では地域保健の概念を捉えながら法制度に基づく地域保健行政の仕組みとともに，現代社会が抱える健康課題に対する施策の展望について解説する．

A　地域保健の概念

　公衆衛生は，社会集団の健康上の問題の予防と解決を目的とする．地域保健は地域社会で生活する人々の健康を保持増進する公衆衛生的な取り組みをいう．世界保健機関専門家委員会によれば，「地域」とは，①地理的境界，②共通の価値や関心によって決められた社会的集団，の2つの意味がある（WHO，1974）．地域社会は，一人ひとりが互いに作用し合い社会的な規範や慣例を共有し生活している共同体ともいえる．

　1946（昭和21）年に公布された「日本国憲法」25条において，公衆衛生の向上及び増進が国の義務として示されて以降，さまざまな地域保健施策が提供されてきた．その成果は，現代の世界の中でも高い健康水準や長寿社会に表れている．

　地域保健の対象は，地域社会で生活する個人や家族，学校や職場のほか，その生活をとりまく環境も含まれる．そのため，地域保健行政には，保健・医療・介護・福祉・環境分野を含む多分野の要素がある．住民に対するものを対人保健，住民の生活環境に対するものを対

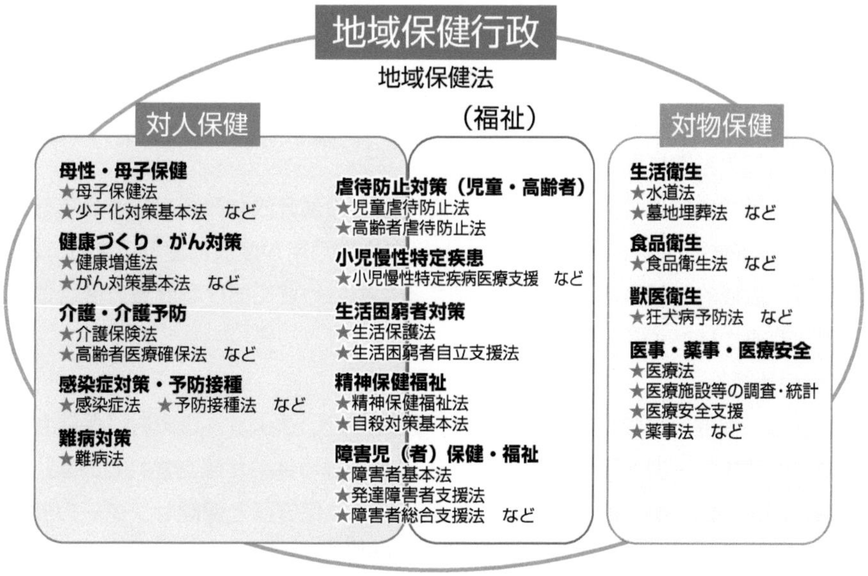

〈図 17.1〉地域保健行政に関連する主な法律と施策

（厚生労働省「地域保健に関連する様々な施策」）

物保健として捉え，さまざまな関連法規にもとづく施策をもとにサービスを提供している〈**図17.1**〉.

　現代社会をとりまく少子高齢化や人口減少，貧困，グローバリゼーションなどの諸問題は，住民に多様な健康課題を引き起こしている．また，頻発する大規模災害や新興・再興感染症の発生も新たな健康課題を引き起こす要因となっている（7，8，16 章参照）.

　1995（平成 7）年の「地方分権推進法」の制定以降，国主導から都道府県や市町村といった地方自治体への分権化が進み，地域特性に応じた創造的で効果的な地域保健施策が求められるようになってきた．地域保健活動を推進するためには，地域の健康資源である保健・医療・介護・福祉・環境分野の専門職のみならず，住民組織，近隣住民，NPO（Non-Profit Organization：非営利活動団体）やボランティアなど，地域で生活するすべての人々との協働といった視点が重要である．また，それぞれの人々が有機的につながることを資源とするソーシャルキャピタル（社会関係資本）の醸成（8 章参照）が欠かせない．ソーシャルキャピタルの存在は，健康課題を抱える個人と家族を含む地域の人々からの非公式な支援（インフォーマル・サポート：自助・共助・互助）となり，地域全体の健康課題の解決に向けての大きな力となりうる.

　これらを総合力として，多分野間の連携が強化されたケアシステムの構築，大規模災害や感染症のまん延に対応できる健康危機管理体制を持つ健康なまちづくりが推進されている.

B　地域保健法と保健行政の仕組み

a）地域保健法

　1947（昭和 22）年の「（新）保健所法」の制定を経て，1994（平成 6）年には，「保健所法」から「地域保健法」への改正がなされた．この地域保健法に基づき，市町村保健センターや保健所の設置や機能が定められている「地域保健対策の推進に関する基本的な指

〈**表 17.1**〉地域保健対策の推進の基本的な方向

1. 自助及び共助の支援の推進
2. 住民の多様なニーズに対応したきめ細かなサービスの提供
3. 地域の特性をいかした保健と福祉の健康なまちづくり
4. 医療，介護，福祉等の関連施策との連携強化
5. 地域における健康危機管理体制の確保
6. 科学的根拠に基づいた地域保健の推進
7. 国民の健康づくりの推進
8. 快適で安心できる生活環境の確保

（厚生労働省「地域保健対策の推進に関する基本的な指針」）

針」が告示されて以降，現況に合わせて幾度もの部分的な改正がなされてきた．2012（平成 24）年においては，ソーシャルキャピタルの活用が全般に組み込まれ，2022（令和 4）年には，広域的な感染症のまん延に備えるために地域における健康危機管理体制や機能等の強化が追加された〈**表 17.1**〉.

b）保健行政の仕組み

　わが国の保健行政の基本の仕組みは，住民に近い順より，市町村（保健センター）→都道府県（保健所）→国（厚生労働省）の 3 層よりなる体系が確立されている．指定された政令市や特別区では，都道府県から権限が譲渡された保健所と保健センターの機能が一体となった政令市型保健所が設置されている．地域保健行政を主に担うのは，地方自治体（都道府県，市町村）に設置されている市町村保健センターと保健所である〈**図 17.2**〉.

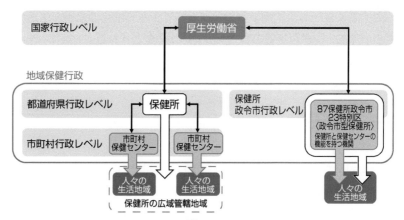

〈図 17.2〉わが国の保健行政の仕組み

　市町村保健センター：　市町村保健センターは，1978（昭和53）年の「老人保健法」施行に伴い全国の市町村に設置されてきた．1994（平成6）年の「地域保健法」への改正により設置が法定化され，2022（令和4）年4月現在，全国2,432か所に設置されている．

　地方分権化に伴い，近年は保健所との連携のもと住民にとって身近な対人保健サービスを総合的に担う実施主体となっている．また，地域特性を反映した健康なまちづくりに向けた企画，住民参画を促進しながら関係者・機関と協働した地域包括ケアシステムの構築，保健所との連携による健康危機管理の役割が求められている．

　市町村保健センターでは，保健師を中心とした看護専門職・歯科衛生士・社会福祉士・管理栄養士等の専門職と行政事務職員が業務を担っている．すべてのライフステージにある住民を対象に，母子保健，高齢者保健，精神保健福祉（社会復帰・生活支援），障害児（者）福祉等に関する健康相談，健康教育，保健指導などを行う．

　保健所：　1947（昭和22）年の「（新）保健所法」により都道府県に設置されたことから始まり，現行の「地域保健法」への改正を経て，その設置や機能が規定されている．2022（令和4）年4月現在，全国の保健所数は，47都道府県（352か所）の他，指定された87保健所政令市（93か所），23特別区（23か所）の全国468か所に設置されている．保健所は，広域的に専門的かつ高度な技術を活用することにより市町村の保健行政をサポートし，保健のみならず福祉・環境分野の専門的役割や健康危機管理の拠点としての多様な機能を持つ．そのため保健・医療・福祉・環境分野等の専門職が行政事務職員とともに多様な業務を担っている．

C　国民健康づくり対策と地域保健活動

a) 国民健康づくり対策の変遷

　第一次国民健康づくり対策は1978（昭和53）年から実施され，予防・健康診査体制の整備を中心に「健康づくり」啓発普及が行われた．第二次計画では，1988（昭和63）年から，生活習慣の改善による疾病予防・健康増進の考え方を発展すべく実施された．その後，社

会状況が大きく変化し，次期計画の背景として少子高齢化の進展・生活習慣病の増加・要介護高齢者の増加・国民医療費の増大への対応が必要とされた．

　　住民の健康づくり対策には，オタワ憲章によるヘルスプロモーションにもあるとおり，"健康的な公共政策づくり"に国や地方自治体が一体となって取り組まなければならない．その理念を汲み変化する社会状況へ対応するために，2000（平成12）年に「健康日本21（21世紀における国民健康づくり運動)」が策定された．2002（平成14）年にはその根拠法となる「健康増進法」が制定された（後述）．その後，最終評価を経て内容が反映され，2013（平成25）年からは，「健康日本21（第二次)」が開始された．一人ひとりの生活習慣の改善や社会環境の改善を通して生活の質や社会環境の向上をはかることにより，健康寿命の延伸と健康格差の縮小を実現することを目標としている．5つの基本的方向性による数値目標を掲げ，市町村や都道府県においても計画的に取り組むことが求められている．

b）健　康　増　進　法

　　2002（平成14）年に同年に廃止された「栄養改善法」を後継する法律として制定された「健康増進法」では，健康の保持増進は国民一人ひとりの責務であるとしている．その上で，一次予防として生活習慣の改善を目指す「健康日本21」の推進における法的基盤としたほか，二次予防として生涯を通して，がんを含む疾病の早期発見を目指す各種健康診査や検診，目標達成状況を評価するための一環として「国民健康・栄養調査」の実施を規定している．

c）地域保健行政による地域保健活動の展開

　　地域保健行政では，住民の健康ニーズや地域の健康特性を把握し，効果的な地域保健活動につなげることが求められる．また，保健・医療・介護・福祉・環境分野等の専門分野はもちろん，住民との協働が期待される．そのためには，地域保健事業を「計画（Plan)」→「実行（Do)」→「評価（Check)」→「改善（Action)」といったPDCAサイクルの中で実践することが重要である〈図17.3〉．

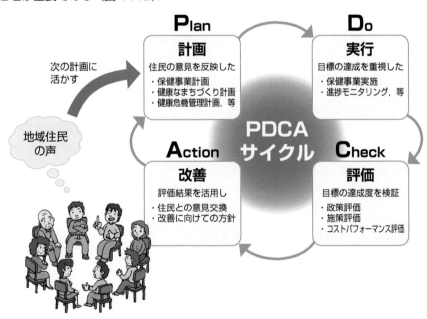

〈図17.3〉地域保健行政によるPDCAサイクルの実践
（イラスト提供：PIXTA）

D　現代社会が抱える健康課題に対する地域保健行政の役割

a）少子化社会の地域保健活動

　　近年の急速な少子化の進展は，今や国家の重要課題である．2003（平成15）年には「少子化対策基本法」「次世代育成支援対策推進法」が制定され，都道府県，市町村には次世代育成支援に対する行動計画づくりが義務づけられた．また，2012（平成24）年には，子ども・子育てに関する制度・財源を一元化する，「子ども・子育て支援法」が制定された．さらに，2015（平成27）年には，「少子化対策大綱」が策定され，施策の指針が明確に示された．これら複数の法律や指針による包括的な施策により，保育の整備や子育て世代包括支援センターの本格実施が始まっている．加えて，これまで行われてきた特定不妊治療費助成事業の実績を踏まえ，2022（令和4）年4月から一般不妊治療，生殖補助医療についての医療保険の適用拡大や相談支援の充実，仕事と不妊治療の両立支援等，少子化社会の不妊の悩みに対する手厚い支援体制が整備されつつある．

b）超高齢社会の地域保健活動

　　わが国は，2010（平成22）年に世界保健機関（WHO）の超高齢社会の基準（21.0％）を超えた．今後，高齢者人口のさらなる上昇に伴う国民医療費の増大も予測されている．

　　2006（平成18）年にはこれまでの「老人保健法」を改正し「高齢者の医療の確保に関する法律（高齢者医療確保法）」が制定され，壮年期の生活習慣病予防に焦点をあてた取り組みがなされるようになった．この新しい法律の下，2008（平成20）年から40歳から74歳までの被保険者への特定健康診査および特定保健指導の実施が市町村や職域等の医療保険者に義務づけられた．また，後期高齢者医療制度が創設され，75歳以上の後期高齢者が加入することになった．さらに，2020（令和2）年より，後期高齢者の特性を踏まえた健康状態を総合的に把握し，フレイルに対する関心を高め生活改善を促すために，「後期高齢者の質問票」を用いたフレイル健診が開始されている．住み慣れた地域で住民の一人ひとりが最期まで自分らしく生活することを支援する拠点である地域包括支援センターを含めた地域ケアシステムの構築を目指している．

c）生活困窮者への地域保健活動

　　2020（令和2）年3月の生活保護受給者数（確定値）は2,066,650人と高値であり，近年の厳しい経済不況を反映している．1950（昭和25）年に制定された「生活保護法」により，生活保護受給者の医療費に対して医療扶助がなされている．生活保護受給者には，医療機関への高い受診率（約9割）や健康診査への低い受診率（約1割）といった特徴があり，健康上の課題を多く抱えるにもかかわらず適切な健康管理が不足し，それが健康格差を助長していると考えられる．また，貧困家庭で育つ子どもでは，食生活についての課題も指摘されている．地域保健行政では福祉分野との協働のもと健全な生活習慣の確立や健康増進に対する支援を行うなどの健康管理支援が求められている．

d）へき地・離島の地域保健活動

　　おおむね半径4km以内に医療機関のない50人を超える人の居住する地域を無医地区という．無医地区は2019（令和元）年現在，全国に590か所ある．1956（昭和31）年より「へき地保健医療計画」が実施され，都道府県が主導となり管轄保健所が対策を行っている．

e）多文化共生社会と地域社会に暮らす外国にルーツを持つ住民への地域保健活動

　　1980年代より顕著になってきたグローバリゼーションは，2019（令和元）年には，少子化時代の労働力を期待した外国人材受入れのための「入管法」の改正が行われたことで加速し，地域社会に暮らす外国にルーツを持つ住民は年々増加している．多様な背景を持ち，2021（令和3）年に約8万人にものぼる不法残留者も地域保健の対象となる．2012（平成24）年に「住民基本台帳法」による在留管理制度が始まり，3か月以上の滞在資格を持つ者は，なんらかの医療保険（19章参照）に加入することで日本の保険医療を受療できる．

　　外国にルーツを持つ住民は，言語・文化などの障壁により行政情報や各種情報，保健・医療サービスへのアクセスに困難を生じやすく，問題が潜在化しやすいことから健康格差が生じやすい．多文化共生社会において，いかなる住民に対しても地域保健行政サービスは公正に提供されるべきであるが，やさしい日本語＊の積極的使用，常時の多言語でのサービス提供や多分野にわたる問題への対応は行政のみでは不十分であり，外国人支援に関わる組織や住民などとの協働が必要である．

＊「やさしい日本語」とは，難しい言葉を言い換えるなど，相手に配慮したわかりやすい日本語のこと．
参照：医療「やさしい日本語」研究会

E　健康危機管理における地域保健行政の役割

　　2001（平成13）年に定められた「厚生労働省健康危機管理基本指針」によると，健康危機管理とは「医薬品，食中毒，感染症，飲料水その他何らかの原因により生じる国民の生命，健康の安全を脅かす事態に対して行われる健康被害の発生予防，拡大防止，治療等に関する業務であって，厚生労働省の所管に属するものをいう」とされている（厚生労働省「地域における健康危機管理について」）．「その他何らかの原因」には，地震や津波などの自然災害，化学物質や毒物を使用する犯罪やテロ行為，放射線事故，感染症の拡大等が想定され，不特定多数の住民に健康被害が発生または拡大する可能性がある場合には，公衆衛生の確保という観点から対応が求められている．

　　保健所は地域における健康危機管理の拠点として位置づけられている．保健所は，平常時には監視業務等を通じて健康危機の発生を未然に防止するとともに，管轄地域の関係機関と連携しながら健康危機管理計画や対応マニュアルを作成するなど，健康危機管理を総合的に行うシステムを構築する．また健康危機発生時には，その規模を把握し地域の関係機関と連携して，必要なサービスを住民に提供する仕組みづくりをする役割が期待されている．

　　一方，市町村保健センターでは，平常時には保健所と連携して地域の健康危機管理計画や対応マニュアルの作成，防災訓練等を実施する．また健康危機発生時には，避難所の開設など保健所と連携して被災した住民に保健医療サービスを直接提供することが求められる．具体的には，被災者への医療の確保，健康被害の拡大防止のための健康教育，こころのケア対策に加えて，障害者，外国にルーツを持つ住民，妊婦，子どもおよび高齢者といった災害時要援護者の支援を行うことなどである．

F　　地域保健行政に関わる主な専門職とその役割

　　地域保健行政に携わる専門職は多岐にわたる．ここでは，地域保健行政において主に活躍する国家資格を持つ専門職として，看護専門職（看護師・保健師・助産師），福祉専門職（社会福祉士，介護福祉士，精神保健福祉士，主任介護支援専門員），歯科衛生士，管理栄養士について紹介する．

a）看護専門職

　　1948（昭和23）年に制定された「保健師助産師看護師法」により，医療と公衆衛生の普及向上をはかることを目的とする専門職である．地域保健活動としての一次予防活動は疾病の予防であり，二次予防活動は健康診査・検診等による疾病の早期発見と早期治療，三次予防活動はリハビリテーションなどを含む機能障害の防止である．地域保健における看護専門職の業務はこのすべての活動に関わるものであり，その果たす役割は大きい．

　　保健師：　地域保健のほか，学校保健や産業保健に従事する．特定健康診査と特定保健指導では，その保健指導に携わるものとして医師・保健師・管理栄養士が想定されている．従事する場での対象集団の特性，健康ニーズや健康課題を把握して効果的な保健活動につなげる．保健師は地域包括支援センターに配置が規定されている専門職の1つである．約7割が地域保健に関わる保健師として保健所や市町村保健センターにて公共保健事業に従事している．

　　助産師：　わが国では1875（明治8）年の産婆規則の発布以来，医療・看護職の歴史の中に大きな位置を占めてきた．思春期保健や妊娠から出産・産後のケア，新生児のケアや子育て，不妊相談や更年期相談などに携わる専門職である．少子化社会の進展の中で専門的サポートができる助産師の役割は大きい．助産所を開業することも可能だが，近年では全体の8割以上は病院・診療所に勤務する．

　　看護師：　超高齢社会を反映し，わが国の医療政策は入院療養から在宅療養へと移行しつつある．看護師が退院後の患者の良好な回復を支援するためにはその地域の保健行政サービスや保健・福祉・介護分野の社会資源の活用を理解していることが求められる．1992（平成4）年には，看護師が訪問看護事業所を開設できる制度が開始された．

b）福祉専門職

　　1987（昭和62）年に制定された「社会福祉士及び介護福祉士法」により創設された社会福祉士，介護福祉士がある．1997（平成9）年には，「精神保健福祉士法」により精神保健福祉士が創設された．さらに，2006（平成18）年の「介護保険法」改正で創設された公的資格である主任介護支援専門員（通称：主任ケアマネジャー）がある．

　　社会福祉士：　身体上もしくは精神上の障害があること，または環境上の理由により日常生活を営むのに支障がある者の福祉に関する相談，助言，指導，さらに保健医療福祉の関係者との連携及び調整を行う国家試験を伴う専門職である．地域包括支援センターに配置が規定されている専門職の1つである．

　　介護福祉士：　身体のみならず心の状況に応じた生活全般に関わる介助，たとえば食事，入浴や排せつ等をケアプランに基づいて直接行う．2012（平成24）年の「介護保険法」改正により，一定の条件下での喀痰吸引や経管栄養等の特定の医療的行為が認められている．

　　精神保健福祉士：　精神疾患をもつ人々が日常生活を送れるように相談や生活支援，訓練，社会参加・復帰支援，環境調整を行う専門職である．2012（平成24）年の「障害者総合支援法」が制定されたことにより長期入院精神障害者の地域移行が促進され，さらに活躍の場が広がっている．

　　主任介護支援専門員：　心身の状況等に応じ適切なサービスを利用できるように市区町村，事業者等との連携調整を行う介護支援専門員（ケアマネジャー）の長年の経験と技術を有する公的資格．地域包括支援センターに配置が規定されている専門職の1つである．

c) 歯 科 衛 生 士

　　1947（昭和22）年に制定された「歯科衛生士法」により，歯科口腔疾患の予防や口腔衛生の専門家として，全年齢の人々に対し，歯科予防処置や歯科診療の補助，歯科保健指導を行う．地域保健活動では，子どもへの食育支援や健康者への歯磨き指導等の口腔衛生，さらに健康寿命の延伸に向けた高齢者への口腔ケアや摂食・嚥下機能訓練と活躍の幅が広がっている．

d) 管 理 栄 養 士

　　2002（平成14）年の「栄養士法」の改正により，栄養学の専門家として一人ひとりの健康ニーズに合った栄養指導，疾患のある者や高齢で食事を摂ることが困難な者への指導，給食管理，栄養管理を行う専門職である．2005（平成17）年の「食育基本法」の制定や2008（平成20）年からの特定保健指導の開始，また2013（平成25）年には，「健康日本21（第二次）」の推進にあたり「地域における行政栄養士による健康づくりと栄養・食生活の改善のための指針」が改正され，地域保健で重要な役割を果たすことが期待されている．

18. 保健と福祉

　多様な人々が社会集団の中で健康でよりよく生きるために，福祉を基盤とする考え方と各種の援助技術が構築・展開されてきた．本章では，福祉の概念とその変遷，障害者の生活支援，児童虐待とその対応から，人々が関わり合いながらよりよく生きるための仕組みを学ぶ．

A　福祉の概念とその変遷

a) 「ケア」に立脚した保健・医療・福祉

　福祉とは「しあわせ」や「ゆたかさ」「よく生きること」を意味するが，社会の福祉を実現する上で，多くの人が健康に生きるための活動展開は，他者を大切に思い，他者をいたわる心に基づく．そして，その心は広義の「ケア（care）」であると言えるだろう．「ケア」とは，気にかける，心配する，思いやるなどといった一般的な意味から，専門的知識や技術を駆使して提供されるサービスまで広い意味合いをもつ．保健・医療・福祉は，人々がもつケアの心を基盤として，対象となる人や家庭，地域，社会に適する形で提供されることを目指している．

b) 福祉の対象と援助の方法

　福祉の対象は，主として経済的な困窮者，高齢者，障害者，被災者，乳幼児や児童などであるが，それは絶対的な基準によるのではなく相対的に決まる．例えば，乳幼児の保育の必要性は，保護者の仕事によって決まる．また，生活困窮者に対しては，単に資金を提供するのではなく，経済的な自立を促したり，収入を得るための方法の検討に関与したりすることが含まれる．障害者や身体機能が低下した高齢者であれば，その人がもつ能力を評価して，状態に応じた各種の保健医療サービスと生活支援を組み合わせて提供することになる．

c) 医学モデルと生活モデル

　福祉の展開過程において，福祉サービスの対象となる人は，医療的なニーズのある人が多かった．そこで，その人の病気や障害の治療の効果を最優先に考えたり，できるだけ長く生きることを目指す延命の医療が重視された（医学モデル）．しかし，そのような取り組みが必ずしも本人にとって主観的な満足感や生きがいをもたらすものとはならないことが認識されるようになった．そして，人と人をとりまく環境との相互関係と，それを基盤として展開される日常生活に視点を置き，対象となる人の生活や人生の満足度を最大にするような援助のあり方が「生活モデル」という概念として構築・展開された．

d) 国際生活機能分類（ICF）

　WHO（世界保健機関）は，2001 年に国際生活機能分類（ICF：international classification of functioning, disability and health，生活機能・障害・健康の国際分類）を採択した．ICF は，従来の ICIDH（国際障害分類）における医学モデルに立脚した障害の分類を見直し，障害をプラス面の視点から捉え，個人の生活機能を健康状態と背景因子（環境因子，個人因子）との間の相互作用あるいは複合的な関係と考え，生活する地域での支援の確保が強調されている〈図 18.1〉．

e）バリアフリーとユニバーサルデザイン

　　障害者が社会生活に参加する上で，生活の支障と
なる物理的な障害や精神的な障壁を取り除くための
施策や，障壁が取り除かれた設備や状態のことをバ
リアフリーという．さらに，障害者に限定せず，で
きるだけ多くの人が利用可能であるような設計にす
るユニバーサルデザインが提唱され，生活用品や公
共施設をはじめ，さまざまな製品や設備に普及して
きた．例えば視覚障害者向けの点字併記や，子ども
や外国人も直感的にわかる図形や絵で表現された視
覚記号（ピクトグラム）などがある〈**図 18.2**〉．

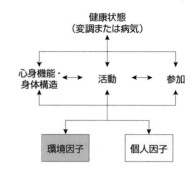

〈図 18.1〉国際生活機能分類（ICF）の
構成要素とその相互作用

f）ノーマライゼーションとソーシャルインクルージョン

　　障害者などを施設などに収容・保護することによっ
て社会から隔離・排除するのではなく，障害があっ
ても健常者と同様の日常生活をおくれるような社会
を実現する，との考え方が 1960 年代の北欧で生ま
れ，先進国を中心に広まった．このような理念をノー
マライゼーション（normalization）といい，生活
環境のバリアフリー化や障害者の権利保障，差別禁
止，人権擁護のための制度とともに，多様なサービ
スが用意されるようになった．

　　さらに，1980 年代以降のヨーロッパ社会でソー
シャルインクルージョン（social inclusion：社会
的包摂）の理念が生まれた．これは当時，移民労働
者の増加に伴う失業者の増加から，移民排斥運動な

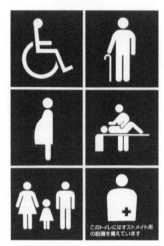

〈図 18.2〉多目的トイレに表示された
ピクトグラム

どにみられるソーシャルエクスクルージョン（社会的排除）に対処する戦略として発展した
概念であるが，人種や障害などあらゆる多様性を認め合い，ともに支えあって生活できる社
会を目指すことである．現在では，持続可能な開発目標（SDGs）において，「誰一人取り残
さない」という世界共通の目標として示されている．

g）地域共生社会

　　2021 年の社会福祉法の改正により，従来の社会福祉制度の弊害であった制度・分野ごと
の縦割りのサービスや「支える側」「支えられる側」といった一方向の関係を超えて，地域住
民の複雑化・複合化した支援ニーズに対応する包括的な福祉サービスの提供体制を整備する
こととなった．これにより，国および地方公共団体による重層的支援体制の整備が図られて
いる．その取り組みは，例えば，社会的孤立，生きづらさ，複数の生活上の課題などに対して，
地域の資源や人の多様性を活かしながら，人と人とのつながりや参加の機会を生む活動を通
して，豊かなコミュニティを育み地域共生社会の実現を目指すものである．

B　障害者の生活支援

a) 障害者基本法と障害者総合支援法

　　国際的なノーマライゼーションの動きは日本にも波及し，従来の心身障害者対策基本法（1970年）は，1993年に「障害者基本法」と改題・改正された．その後2004年に大幅改正されて，障害者の自立および社会参加の支援が明確にされるとともに，差別の禁止などが盛り込まれた．さらに，2011年には国連の障害者権利条約批准に向けた国内法整備のための改正がなされている．

　　かつての障害者福祉は，行政が対象者のサービスの利用先や内容などを決める「措置制度」であったが，2003年からの支援費制度の導入により，障害のある方の自己決定に基づきサービスの利用ができるようになった．また，成年後見制度＊や第三者によるサービスの評価や苦情受付などの制度も運用されるようになった．しかし，導入後には，財源の問題，障害種別間の格差や地域間格差など新たな課題が生じ，それらの課題を解消するため2005年に「障害者自立支援法」が生まれた．この法律では，それまで障害種別ごとに異なっていたサービス体系を一元化するとともに，「障害支援区分」を導入した．さらに，2013年に「障害者の日常生活及び社会生活を総合的に支援するための法律（障害者総合支援法）」に改められ，障害者の定義に難病等を追加するとともに，障害者に対する支援の拡充が行われた．

> ＊成年後見制度：　障害や認知症等で判断能力が不十分な者を保護するため，場合によって本人の行為能力を制限したり，本人を助ける者を選任する制度である．家庭裁判所に申し立てをし，障害の程度に応じて補助人・補佐人・後見人を選任する．福祉サービスの利用契約や費用の支払い，預貯金・不動産などの財産管理，悪徳商法の防止などを本人の意思を尊重しながら行う．

b) 日本の障害者

　　障害者基本法の第2条において，障害者は「身体障害，知的障害，精神障害（発達障害を含む．）その他の心身の機能の障害がある者であって，障害及び社会的障壁により継続的に日常生活又は社会生活に相当な制限を受ける状態にあるもの」と定義されている．

　　日本の障害者の総数は936.6万人（人口の約7.4％）であり，その内訳は，身体障害児・者が436.0万人，知的障害児・者が108.2万人，精神障害者が392.4万人である（平成30年版障害者白書）．

　　近年の治療医学の進歩は，障害者の寿命の延伸をもたらす一方で，新たな障害者の増加にもつながっている．例えば，脳卒中による死者は減少したものの脳の損傷範囲に応じた片麻痺者は増加した．また，糖尿病性腎症で人工透析を受ける内部障害者なども増え，高度な障害，重複障害や合併症をもつ障害者が多くなっている．

> 障害者手帳は，障害者として地方公共団体に認定を受けると発行される手帳で，身体障害者には「身体障害者手帳」，知的障害者には「療育手帳」，精神障害者には「精神障害者保健福祉手帳」がある．それぞれに障害の状態や日常生活の能力に応じた等級があり，障害者が健常者と同等の生活を送るために必要な援助を受けるための証明書として用いられている．

c）障害者の所得保障

　　障害のある人の所得保障は，障害基礎年金や障害厚生（共済）年金の制度と，各種の手当があり，毎年物価の変動等に合わせて支給額の改定が行われている．障害基礎年金は等級に応じて支給され，2022 年現在，1 級で月額約 8.1 万円，2 級で約 6.5 万円である．このほか，公共交通の運賃や公共施設入館料などの減免制度や扶養共済制度，低利の生活福祉資金貸付制度などがあるが，これらのさまざまな制度を併用しても障害者が自立した生活を送るには十分ではなく，その不足分を公的扶助である生活保護で補うケースも少なくない．

d）多様なリハビリテーション

　　リハビリテーションとは，病気や障害によって日常生活に支障がある人が，治療や訓練，各種援助などによって，健康で文化的な生活ができるようにすることである．社会や地域といった広い意味での「生活環境」を整えたり，人的・経済的な支援の仕組みをつくることも含まれ，医学的，社会的，職業的，教育的リハビリテーションに分けられる〈**表 18.1**〉．

〈表 18.1〉リハビリテーションの分類

分類	内容
医学的リハビリテーション	機能回復訓練や体の障害部分を代行する機能を高める代償機能訓練によって残存機能を引き出すことを目指す．また，戻らない能力に対しては補装具・自助具・介護用具などを用いる．
社会的リハビリテーション	対象者が社会参加を実現する権利を行使する力を高めることを目的とする．対象者に適した福祉サービスの活用，生活環境の調整，サービス間の連絡調整などがある．
職業的リハビリテーション	対象者が職業に就いて継続的に社会参加するための取り組みであり，単なる職業指導や職業訓練にとどまらず，働く機会や場所を確保・開発したり，就労に対する継続的な支援を行う．
教育的リハビリテーション	教育により対象者の能力を向上させることを基本的目的とする．読み書き計算などの学習によって潜在能力を開発して自己実現・達成できるように支援し，人格形成を促す．

e）就労支援

　　かつての障害者の就労は，授産所や福祉工場など福祉就労が主であった．しかし，近年は障害者雇用促進法によって多様な事業所での就労が促進されている．

　　この法律に基づく障害者雇用率制度は従業員を 43.5 人以上雇用する民間企業の事業主に対して，雇用する労働者の 2.3%に相当する障害者の雇用を義務づけており（2022 年現在），この法定雇用率を満たさない企業からは納付金を徴収し，それを財源として法定雇用率より多くの障害者を雇用している企業に対して調整金や報奨金を支払ったり，障害者雇用に必要な施設設備費等への助成金等を支給している（障害者雇用納付金制度）．

　　また，障害者本人に対しては，職業訓練や職業紹介，職場適応援助者等の職業リハビリテーションを実施し，それぞれの障害特性に応じた，きめ細かい支援が目指されている．

f）発達障害

　　発達障害は，自閉症，アスペルガー症候群その他の広汎性発達障害（PDD），学習障害（LD），注意欠如・多動性障害（ADHD），その他これに類する脳機能の障害で，何らかの遺伝的要因とさまざまな環境要因とが複雑かつ相互に影響し合って発現すると考えられている．発達障害者支援法（2005 年）ができるまでは発達障害者を支援する法制度がなく，身体障害，精神障害，知的障害のどれとも違うため適切な支援が受けられなかった．文部科学省が 2012 年に実施した調査では，発達障害の可能性のある児童生徒が通常学級に約 6.5%在籍してい

る可能性が示された．2016 年の法改正により，支援体制が整備され，対策の推進がはかられている．

g）特別支援教育

　従来の特殊教育を改め，2007 年に特別支援教育の体制が発足した．特別支援教育は，発達障害を含む障害児の自立と社会参加を見据え，一人ひとりの教育的ニーズにもっとも的確に応える指導を提供できるよう学校の環境を整えて，統合保育・統合教育を実現するものである．そのために，通常の学級，通級による指導，特別支援学級，特別支援学校などによる連続性のある多様な学びの場が整備されている．

C　児童虐待とその対応

　児童相談所への児童虐待相談件数は年々増加しており 2020 年度は 20 万件を超えた〈**図 18.3**〉．その内訳は，心理的虐待が 12.1 万件（59.2%）と半数以上を占め，身体的虐待が 5.0 万件（24.4%），ネグレクトが 3.1 万件（15.3%），性的虐待が 2.2 千件（1.1%）となっている．児童虐待相談件数の増加は，周囲の人や警察からの通報・通告が増えたことも要因の 1 つである．

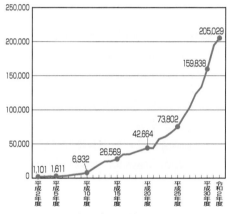

〈図 18.3〉児童虐待相談対応件数の推移

注）平成 22 年度の件数は，東日本大震災の影響により，福島県を除いて集計した数値．
（厚生労働省　令和 2 年度児童相談所での児童相談対応件数）

a）虐待発生のハイリスク要因

　虐待する親の傾向としては，性格が未熟で，過度に依存的で疑い深く，自己評価が低い．若年，望まぬ出産，産後うつ病等の精神的に不安定な状況，医療につながっていない精神障害・知的障害，アルコール・薬物依存，被虐待経験などが関係している場合もある．また，養育環境のリスク要因としては，未婚を含む単親家庭，子連れの再婚家庭，夫婦関係に問題のある家庭，経済的不安のある家庭などが挙げられる．親戚付き合いや近所付き合いが乏しく，密室化した環境下で育児の知識や技術が不十分なために追いつめられてしまっているが，検診や訪問指導には応じないことが多い．

　一方，子どもの側では，低出生体重や障害などによる乳幼児期の入院・分離体験のため親子の愛着形成不全があると「育てにくい子」となりやすく，それがリスク要因となる．

　ただし，これらの要因があるからといって，必ずしも虐待につながるとはいえない．それは，虐待を発生させる要因とともに，虐待を防ぐ要因も多く存在するからである．しかし，幼い子どもは虐待する親以外に頼れる対象を持てないので，外に助けを求めることや逃げることができない．虐待されても虐待する親との同居を望む子は，望まない子よりも多い．

b）一連の援助過程

　児童福祉法や児童虐待防止法を駆使して，被虐待児の救出・保護と家族の再統合を援助することが行われている．その過程は，〈**表 18.2**〉に示すような流れとなっている．

〈表18.2〉児童虐待への対応

対応過程	内容
①発見通告	「虐待を受けたと思われる子ども」を見つけたら通告することは国民の義務であり，特に学校・医療・福祉関係者は発見通告に努めることとされている．通告しても守秘義務違反にはならず，善意の通告であれば誤報と判明しても責任は問われることはない．通告先は，児童相談所または福祉事務所，市町村である．
②安全性の確認と保護	介入は原則として親の同意を得ながら進めるが，危急の場合は児童相談所の児童福祉司等による立ち入り調査を行う．その際，警察官に同行・援助を求めることができる．
③適切な支援の決定	保護監督下に親子を家庭に帰す．いったん親子を分離して家族の再統合計画を立てるなどさまざまなケースがある．必要に応じて子どもの入院治療，児童相談所における一時保護，さらに里親や乳児院，児童養護施設等に養育を委託するなどの措置を行う．家庭裁判所の判断により親権の制限や親権喪失の宣告を行うこともある．親子ともに精神的ケアを要するケースが多い．
④保護者援助	保護者に対する指導と支援があるが，保護者がその指導を受け，問題が改善するかどうかを判断して，援助の方針が決められる．

c）医療関係者の役割と社会的養護

　　医療機関やその関係者は，児童虐待の徴候や可能性を見出した場合には，下記の点に配慮して多くの関係者と共同して対処することが大切である．

- 虐待の徴候（新旧の打撲傷やあざ・骨折，親のつじつまの合わない不自然な弁明）を把握し，通告する．
- 虐待が子どもの成長発達に及ぼす影響（身体的成長の遅延や友達をいじめる，パニックになる，暴れる，非行，性化行動，家出，盗みなどの問題行動）を理解した上で対処する．
- 診断書に事実を記載し，証拠として，けがの写真などを添付する．
- 児童相談所，保健所，警察，市町村，医療関係者などが多数で親の説得・援助にあたり，役割分担が可能なようにしておく．
- 親子の住所地の移動に際しては，その都度ケアする必要がある．長期化しても継続して子どもの立場を擁護する態勢をとる．

　　虐待されている子どもの命を守ること，成長への有害因子を取り除くこと，そして次の世代への連鎖を食い止めるために，社会として最大限の配慮を行うことが大切である．

　　なお，虐待以外にもさまざまな理由があるが，事情により，家庭で適切な養育が受けられない児童を，家庭に代わって養育し保護するとともに，養育に困難を抱える家庭への支援を行うことを社会的養護という．社会的養護としては，「里親制度」「児童養護施設」「乳児院」などがある．

> 歯科検診で発見される児童虐待：　十分な食事を与えない，下着などが不潔なまま放置する，遅くまで戸外で遊ばせるなどの育児放棄は，虐待の一種（ネグレクト）である．体罰や身体に危害を加える虐待とは違って傷や傷跡がなく，また病気になっても放置されて，発見が遅れたり見落とされる場合もある．そして近年は，歯科検診において育児放棄が発見されることも少なくない．12歳児のむし歯経験歯数は1984年に平均4.7本であったのに対し，2019年には0.7本と激減している．しかし，なかにはほとんどすべてがむし歯という子が検診で発見される場合がある．子どもの食事や，口腔衛生状態に関心が払われず，多くのむし歯が治療されずに放置されているケースは近年では珍しく，歯科医療関係者からの通告によって虐待発見につながることもある．

19. 医療制度と医療政策

　わが国の医療制度の特徴として「国民皆保険に支えられた自由開業医制を原則とする医療供給態勢」が挙げられる．いいかえれば，医療サービスの供給は民間が主体であるが，医療財源の確保は公的な仕組みで行われている．わが国の医療制度や医療政策を考える上で，この点は非常に重要である．本章では，最近の資料でこの現状を示し，わが国の医療の特徴を解説する．

A 医療従事者

　医療は種々の専門家，資格職によって提供されるという点で他のサービス分野とは大きく異なる．医師，歯科医師，薬剤師，看護師などをはじめとする医療職種は長い教育・訓練と試験・登録を経て，各々の業務に従事している．また，各々の資格には「医師法」「歯科医師法」「薬剤師法」「保健師助産師看護師法（保助看法）」などのように，各職種の業務内容や資格要件を規定した法律が存在する．このような資格制度はわが国に限らず，広く世界の国々でも行われているが，医療サービスの大きな特徴といえるだろう．

　〈表19.1〉に，わが国における主要な医療従事者数を示した．これらの人たち以外にも資格職，あるいは資格職ではないが医療に従事する多数の人たち（事務系職員，ソーシャルワーカーなど）がいる．

〈表19.1〉わが国の医療従事者数

資格・職種	実数
医師	327,210[*1]
歯科医師	104,908[*1]
薬剤師	311,289[*1]
保健師	52,955[*2]
助産師	36,911[*2]
看護師	1,218,606[*2]
准看護師	304,479[*2]
診療放射線技師	88,728[*3]
臨床検査技師	202,255[*3]
理学療法士（PT）	172,252[*3]
作業療法士（OT）	94,420[*3]
視能訓練士	16,166[*3]
言語聴覚士	32,833[*3]
臨床工学技士	45,631[*3]
義肢装具士	5,516[*3]
救急救命士	64,328[*4]

[*1] 2018年末時点の届出者数
[*2] 2018年末時点の就業者数
[*3] 2019年末時点までの免許取得者数
[*4] 2021年3月末時点までの免許取得者数
（厚生労働省「医師・歯科医師・薬剤師調査」など）

B 医療施設および関連施設

a）病院・診療所

　医療施設は「医療法」の規定に基づいて，まず病院と診療所に2分類するのが一般的である．病院は20床以上の病床（ベッド）をもち，外来機能と入院機能を併せもつ．診療所は病床数が19床以下のものをいうが，近年，病床をもつ診療所の割合は減り続けており，診療所の9割強はベッドをもたない無床診療所である．また，看護職主体の施設として，在宅患者に訪問看護サービスを提供する訪問看護ステーションがある．

　最近のわが国の病院数，診療所数などを〈表19.2〉に示す．病院数は漸減傾向にある一方，診療所数は漸増傾向にある．病院の約8割，診療所のほとんどが民間（個人や医療法人）により運営されている．それ以外は国や都道府県，市町村，独立行政法人，赤十字などが運営する公立・公的医療機関である．

　全国の病床数は病院で約150万床，診療所で約9万床である（2019年）．さらに医療法

により病床は，一般病床，療養病床，精神病床，感染症病床，結核病床（診療所については前二者のみ）に分類される．病院の病床数を人口1,000人当たりに換算すると全国平均で約12床になるが，都道府県によってこの人口病床比は異なり，もっとも多い県と少ない県では3倍程度の違いがある．そして，この違いは各県の老年人口割合とある程度，関連している．なお，病床は常に満床というわけではないので，実際の入院患者数は上記の値より少ない．入院患者数は，厚生労働省が3年ごとに行う「患者調査」によって推定できるが，それによれば全国の入院患者数（診療所を含む）は約131万人で，全国の医療機関の病床利用率は平均すると約8割ということになる（2017年）．

〈表19.2〉わが国の医療施設数

種　類	実数（2019年）
病院総数	8,300
一般病院	7,246[*1]
精神科病院	1,054
診療所総数	102,616
有床診療所	6,644
無床診療所	95,972
歯科診療所	68,500
訪問看護ステーション	11,580

[*1] 特定機能病院，地域医療支援病院を含む．
（厚生労働省「医療施設調査」「介護サービス施設・事業所報告」）

b）医療施設の機能分化

近年の医療環境の大きな変化に伴って，1980年代以降，医療法の大きな改正がしばしば行われている〈表19.3〉．第一次改正では，都道府県に医療計画の策定が義務づけられた．医療計画では，都道府県内をいくつかの二次医療圏に分け（全国で約330の二次医療圏がある），各二次医療圏について，人口や人口構成（とくに高齢者の割合），圏内外への患者の移動などに基づいて基準病床数が定められた．二次医療圏内の既存病床数が基準病床数を超えている場合，同圏内における病院や病床の増加は厳しく規制されることになった．

第二次以降の改正では，病院の機能分化が進められることになった．第二次改正では，大学病院本院や国立がんセンターなどの高度先進的な医療の提供（診療），開発（研究），研修（教育）を行う病院が「特定機能病院」として位置づけられた．第三次改正では，地域の中核的な病院で，主として救急患者や他の医療施設からの紹介患者の診療を行う病院が「地域医療支援病院」として位置づけられた．第四次改正では，病床区分の明確化（一般病床，療養病床，精神病床，感染症病床，結核病床）がはかられた．第五次改正では，より患者の視点に立った医療を推進するため，都道府県が医療施設の情報を収集して住民に情報提供を行うことや，医療安全確保の仕組みを各医療施設に求めるなどの事項が定められた．また，医療の非営利性の徹底と効率性の向上をはかるため，病院の設立と運営を担う新たな法人組織として社会医療法人が創設されることになった．また，第五次改正では，医療計画の見直しが行われ，都道府県は5疾病5事業（コラム参照）に関わる計画も立てることになった．2014年以降の改正では，地域医療構想や医療事

〈表19.3〉医療法の主要な改正事項

主な施行時期	内容
第一次（1985年）	医療計画の導入
第二次（1993年）	医療提供の理念規定の整備 特定機能病院，療養型病床群の導入
第三次（1998年）	地域医療支援病院の導入 診療所における療養型病床群の導入
第四次（2001年）	病床区分の明確化（一般病床，療養病床など） 広告規制の緩和
第五次（2007年）	医療安全の確保，医療従事者の資質向上 医療に関する情報提供の推進 医療計画の見直し 社会医療法人の創設
医療介護総合確保推進法以降（2014年〜）[*1]	地域医療構想 病床機能報告制度 地域包括ケアシステム 医療事故調査制度

[*1] 総合的な施策推進のため，2014年以降，ほかの法律との包括的改正が増え，改正間隔も短くなったことから，第六次以降は包括して記載した．

故調査制度などの施策が進められている.

　医療法改正に伴って医療施設の機能分化が進むと, 医療施設同士の連携が重要になってくる. なんらかの異常を訴えて最初に医師の診察を受ける場合や, 日常よくある病気の診療では, かかりつけの医師, 身近な診療所や病院の役割が大きい. しかし, いったん入院や手術, さらには高度専門的医療が必要になれば, 地域医療支援病院や特定機能病院への紹介が必要となろう. また長期療養が必要であれば, 療養病床や高齢者介護施設（後述）への紹介が必要になるかもしれない. このように医療施設の間での患者の流れをスムーズに行うのが, 紹介制度（リファラル・システム）や病診連携（病院と診療所の連携）, 病病連携（病院と病院の連携）, 診診連携（診療所同士の連携）の役割である.

> 医療法の第五次改正によって, 都道府県は医療計画において, 5疾病5事業（もとは4疾病5事業）についても, 域内の治療体制や対応等の計画を立てることになった. 5疾病とは, がん, 脳卒中, 急性心筋梗塞, 糖尿病, ならびにその後追加された精神疾患である. 5事業とは, 救急医療, 災害医療, へき地医療, 周産期医療, 小児医療である. 最近の新型コロナウイルス感染症のパンデミックにより, 2024年度策定の医療計画から新興感染症等に関する医療が新たな事業として加えられ, 5疾病6事業に変更される予定である.

c) 高齢者介護施設

　介護を必要とする高齢者の増加に伴って, 医療と介護を兼ね備えた高齢者のための施設の役割が重要になっている. ここでは, 介護保険制度下で施設介護を担う3種類の施設について簡単に解説する. 介護老人福祉施設は, 従来, 特別養護老人ホームとよばれていたもので, 高齢で心身に障害があり, 介護を必要とする人たちを対象にしている. 介護老人保健施設は, 従来, 老人保健施設とよばれていたもので, 脳卒中や骨折などの急性期治療を終えた高齢患者に対してリハビリや看護などを提供する施設である. 介護医療院は, 長期療養のための医療と介護を一体的に提供する施設である. 介護療養型医療施設は, 病院の療養病床のうち, 病院からの申請に基づいて介護保険の適用を受けるものであるが, 今後は介護医療院に転換されていく予定である. これら4種類の施設では, 施設によって人員配置に違いはあるものの, いずれも介護スタッフと医療スタッフが働いている. 2020年10月現在, 全国の介護老人福祉施設は8,306カ所（定員約58万人）, 介護老人保健施設は4,304カ所（同約37万人）, 介護医療院は536カ所（同約3万人）, 介護療養型医療施設は556カ所（同約2万人）である. なお, 以上の施設は, 在宅ケアのサポート施設としても機能しており, デイサービスやショートステイなども提供している.

　最近, 都市部を中心に増えている有料老人ホームやグループホーム（認知症対応型共同生活介護施設）, サービス付き高齢者向け住宅（サ高住と略されることが多い）も高齢者の居住の場であり, そこで介護を受けている者も少なくない. この場合, 介護保険制度では在宅介護に分類され, 当該ホーム（自宅に準じる場所）で在宅介護サービスを受けていることになる.

C　医療保障と医療保険制度

a) 社会保障制度としての医療保障

　先進国の多くは, 主要な政策として社会保障の充実を挙げている. 社会保障にはさまざまな内容が含まれるが, 医療保障はその重要な要素の1つである. 具体的には, 国民が病気や

けがをした際に，その人の経済的状況に関わらず，基本的な医療サービスが受けられること
を国として保障することである．わが国は医療保障の具体的方策として，国民皆保険を採用
し，また種々の公費医療を実施している．

b) 国 民 皆 保 険

　冒頭に日本の医療制度の主要な特徴としてあげた国民皆保険とは，すべての国民（外国人
長期滞在者を含む）がなんらかの公的医療保険に加入する仕組みになっていることを意味し
ている．実際，わが国では法律に基づいて，国民全員が医療保険に加入することになってい
る．ただし，生活保護世帯については，自己負担なしで医療サービスが受けられることになっ
ており（後述），医療保険への加入は免除される．

c) 保 険 の 種 類

　〈表19.4〉に示すように医療保険にはいくつかの種類があり，主に各人（家族を扶養する
人，世帯主など）の職業によって加入すべき保険が決まっている．例えば，民間企業の従業
員とその家族の場合は健康保険であり，公務員は共済組合，農家や自営業者は国民健康保険
となる．医療保険はすべて法律に基づいて公的に運営されており，医療施設で行われる医療
行為（診察，看護，投薬，注射，画像診断，各種検査，手術・処置など）には，全国共通の
料金体系（医療保険が支払の基準とする価格の体系．具体的には，薬剤以外の医療行為につ
いては診療報酬点数表，薬剤については薬価）が国によって定められている．

d) 後期高齢者医療制度

　2006（平成18）年，国会における医療制度改革関連法案の審議を経て，「老人保健法」
を含むいくつかの法律が改正され，新たに「高齢者の医療の確保に関する法律」が成立した．
この法律に基づいて，75歳以上の高齢者（後期高齢者と呼ぶ）は全員，新たに創設された医
療保険制度（後期高齢者医療制度）に加入することになった．この制度の財源は，加入者の
保険料だけでなく，各医療保険と国，自治体が出し合う仕組みになっている．この制度の成

〈表19.4〉医療保険の種類とその概要

	保険の種類	加入対象者	加入者数 (家族を含む)(*1)	保険者 (運営主体)	保険料	自己負担 (*2)
被用者保険 (職域保険)	組合管掌 健康保険	大企業の従業員， その家族	2,900万人	健康保険組合 (*3)	年収の平均9%程度 (雇用主と折半)	原則3割
	共済組合	公務員，私立学校 教職員，その家族	900万人	共済組合 (*4)	同上	同上
	全国健康保険協会 管掌健康保険	中小企業の従業員， その家族	3,900万人	全国健康保険協会 (協会けんぽ)	年収の10%程度 (雇用主と折半)	同上
	船員保険	船員，その家族	12万人	同上	同上	同上
国民健康保険 (地域保険)	国民健康保険	自営業者，農家，無職者， 年金生活者，その家族	3,000万人	市町村・都道府県 (*5)，国保組合	資産・所得に応じて，市 町村ごとに定められる	同上
後期高齢者医療制 度(長寿医療制度)	2008年度に創設 された制度	75歳以上の者	1,800万人	広域連合 (都道府県)	主に所得に基づいて都道 府県ごとに定められる	原則1割 (*6)

*1 加入者数は2019年3月時点の概数．なお，生活保護法の医療扶助対象者は医療保険制度には含まれない．
*2 乳幼児や高齢者の自己負担割合は低く設定されている．また1か月当たりの自己負担総額には加入者の所得に応じて，上限額が設定されてい
　　る（高額療養費制度）．
*3 全国に約1,400の健康保険組合がある．
*4 国の各省庁や都道府県，私学全体など，約80の共済組合がある．
*5 法律改正により，2018年度から運営主体が市町村から都道府県に移管された．ただし，保険料徴収は市町村．
*6 現役並み所得の後期高齢者の自己負担割合は3割．

立によって従来，年金収入などが一定額以下のため，家族の扶養家族であった高齢者もこの制度に新たに加入することになり，後期高齢者に対する制度が一本化された．

e) 公 費 医 療

　わが国の医療サービスの大半は医療保険制度により賄われているが，一部については法律や国の予算措置によって費用が支出されるものもある．このような仕組みを公費医療（制度）と呼ぶ．まず，一定の所得以下の世帯を対象にした，生活保護法による医療扶助が挙げられる．生活保護の適用世帯については生活費が支給されるとともに，医療施設受診時の自己負担が免除される．また，原爆被爆者や公害病認定患者，未熟児，特定の感染症（結核，一類感染症等）患者，精神障害者，予防接種の被害者などの医療費については，法律に基づいてその費用の一部または全部が支出される（コラム参照）．また，いわゆる難病と呼ばれる特定疾患や小児慢性特定疾患の患者については，申請に基づいて医療費の自己負担分の一部または全部が国の予算から支給される．

　　2020年から国内での流行が始まった新型コロナウイルス感染症（COVID-19）では，PCR検査，入院治療・隔離，感染拡大防止のためのホテル療養，病床逼迫時の自宅療養・健康観察等の取り組みが広く行われた．COVID-19は感染症法の指定感染症と定められ，かつ2類感染症相当とされたため，上記の検査や入院，ホテル療養などの費用は公費医療として支出され，患者の費用負担は原則発生しなかった．一般に，感染力が強く重篤化することのある感染症では，検査や治療を無料にすることによって人々の早期の受検や治療を促し，感染拡大を防止することが重要である．

f) 国 民 医 療 費

　厚生労働省は毎年，医療保険などのデータを用いてわが国の医療費総額を推計しており，これを一般に国民医療費と呼んでいる．2019年度の推計では総額で約44兆円となり，同年度の国民所得の約11%に相当した．内訳は歯科を除く医科外来約15兆円，入院約17兆円，歯科（入院を含む）約3兆円，処方せん薬局調剤約8兆円，その他約1兆円である．年齢別では65歳以上の高齢者の医療費が，全体の医療費の約6割を占め，疾病別では循環系，新生物（腫瘍）の順に医療費に占める割合が高い．

　なお，上記の国民医療費には正常出産の費用や差額ベッド代，健康診断，美容形成，市販薬購入などの費用は含まれていない（医療保険の適用とならないため）．

D　保健・医療・福祉の連係

　わが国に限らず，先進国のほとんどが現在，高齢化と少子化に直面しており，保健・医療・福祉も従来の縦割り方式からの変革と効率化が求められている．高齢になればなるほど，疾病や障害をもつ人の割合は高くなるし，その治療や介護の負担は少なくない．一方，核家族化や少子化の進行と女性の社会進出は，従来の家族内介護に依存した介護形態がもはや望めないことを意味している．壮年時からの健康管理や生活習慣病予防を積極的に進めると同時に，高齢者のための医療介護態勢の充実が必要である．保健・医療・福祉の連携によって高齢者や介護者にとって理解しやすく利用しやすい制度へ変えていくとともに，連携強化と種々の制度改革により医療全体の効率化を進めていくことが求められている．

20. 国 際 保 健

　世界の国々の健康格差は未だに大きいが，公衆衛生に関する課題は国際間で共通するものが多い．例えば，感染症の拡大をせき止めるために，流行に関する情報をいち早く世界各国に通報し，各国の協力のもとで，防疫活動を進めていくことが望ましく，1945年に発足した国際連合（通称国連，UN）に属する保健分野での専門機関がその役割をはたしている．近年，このような国際的視野で取り組むべき課題が増えるとともに，国際的地位が向上したわが国は，医療・公衆衛生の分野においても援助・指導の役割を担うことが求められるようになっている．

A　国際保健協力の動向

a）国際保健医療協力の経緯

　　戦後の国際協力は，戦災からの復興を第一に進められてきたが，1960年代より多くの開発途上国が独立を達成すると，「南北問題」の解決が国際的に重要な課題となった．開発途上国と先進国の間に起こる経済発展や貧富の格差に基づく種々の問題を総称して南北問題と呼んでいるが，さまざまな努力がなされたにもかかわらず，1970年代の二度の石油危機によって，南北問題は一層深刻さを増すようになった．そのため，調和のとれた国際援助協力の必要性が叫ばれるようになり，保健医療の分野では「Basic Human Needs（BHN：基本的人間ニーズ）」を確保することが重要視された．BHNとは，衣食住や教育など人間として最低限必要とされる欲求のことを指し，1970年代の半ば頃から国際保健協力では，水・食糧，医療，教育，環境衛生，住居などが満たされていない貧困層への支援に重点がおかれてきた．

b）2国間・多国間国際協力

　　国際協力の方法として，2国間協力（通称「バイ」）と多国間協力（通称「マルチ」）の大きく2つに分けられる．前者は，政府対政府の経済協力や技術協力を指し，有償で資金協力する場合と返済を求めない無償資金協力とがあり，後者は各国の出資・拠出を基に超政府の国際機関が実施する援助のことをいう〈図20.1〉．2国間協力は援助国・被援助国の政治および経済関係に影響されるのに対し，多国間協力は，国際機関の設立目的や活動方針によって援助が行われるため，そのような影響が少ないが，援助国の意思が反映されないことを理由に，援助国が脱退したり，拠出金の支払いが停止されたりするケースもある．

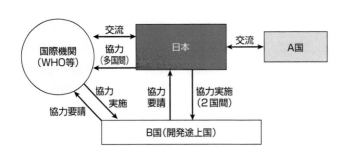

〈図20.1〉国際協力のしくみ
（「国民衛生の動向 2021/2022」）

c）開発途上国の近年の課題

　　開発途上国の中でも近年経済成長を遂げたところでは，健康転換が進み，下痢・肺炎など
の急性感染症のみならず，先進国型の非感染性・慢性疾患の増大に直面している．また，人
口構造も多産多死から多産少死，そして先進国のような少産少死へと移り変わっており，高
齢者が増加してきている．このような被援助国の健康転換・人口転換に伴い，限りある医療
財源がより効果的に運用される保健医療協力が求められるようになっている．

d）国連が策定する開発目標

　　2000 年度の国連総会にて，国際社会が協力して取り組むべき 1 つの共通の枠組みとして，
「乳幼児死亡率の削減」「妊産婦の健康の改善」「HIV/ エイズ，マラリア，その他の疾病の蔓
延防止」など，8 つのミレニアム開発目標（MDGs）が掲げられた．達成期限であった
2015 年以降，それらの目標は，「持続可能な開発のための 2030 アジェンダ」（Sustainable
Development Goals：SDGs）に継承された．SDGs では，開発側面だけでなく経済・社
会・環境の 3 側面すべてに対応した 17 の国際目標が設定され，貧困や飢餓，教育，平和的
社会，気候変動などの具体的な 169 のターゲットに対し，国際機関，政府，企業，学術機関，
市民のそれぞれが行動を起こし，2030 年までに目標達成することが求められている．

B　　国連の保健医療協力に関わる専門機関

　　国際平和の維持と経済・社会の発展を目的として第二次世界大戦後に設立された国際連合
（国連，UN：United Nations）は，総会，安全保障理事会，経済社会理事会ほか，多数の専
門機関から成り立っている．〈**図 20.2**〉に国連の代表的なシンボルマークを示し，保健医療
協力に関わる国連専門機関について以下にまとめる．

a）世界保健機関（WHO：World Health Organization）

　　世界保健機関は，国連の事業のうち保健衛生部門を担当する機関として 1948 年に誕生し
た．世界保健憲章に，「すべての人々が可能な最高の健康水準に到達すること」とその設立の
目的を掲げている．わが国は，1951 年に第 75 番目の加盟国として参加が認められている．
本部事務局はスイスのジュネーブにあり，このほか 6 つの地域事務局（アフリカ地域，アメ
リカ地域，東地中海地域，ヨーロッパ地域，南東アジア地域，西太平洋地域）が置かれてお
り，このうち日本は西太平洋地域（本部はマニラ）に所属する〈**図 20.3**〉．WHO の運営・
方針は，毎年 1 回ジュネーブで行われる世界保健総会にて審議と決定が行われる．

　　1978 年旧ソ連邦のアルマ・アタ（現カザフスタン共和国アルマトイ）で，WHO と国連
児童基金（UNICEF）の合同会議が開かれ，プライマリ・ヘルス・ケア（PHC）に関する理
念が打ち出された．プライマリ・ヘルス・ケアとは，地域住民が治療や予防，健康の保持増進
のため，包括的，継続的かつ身近に得られる保健サービスであり，WHO の提唱する総合的な
保健医療活動である．また，1986 年カナダのオタワで開かれた第一回ヘルスプロモーショ
ン国際会議では，健康増進を政策課題として進めるオタワ憲章が採択された．「人々が自らの
健康をコントロールし，改善できるようにするプロセス」と定義されるヘルスプロモーショ
ンの概念を WHO が打ち出し，すべての人々があらゆる生活の場で健康を享受することのでき
きる公正な社会の創造を目標としている．

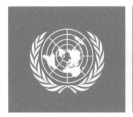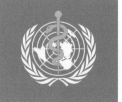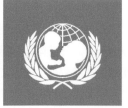

〈図20.2〉シンボルマーク
（左：UN，中央：WHO，
右：UNICEF）
WHOの蛇と杖のマークはギリシャ神話の医学神へびつかい座のアスクレピオスに由来している.

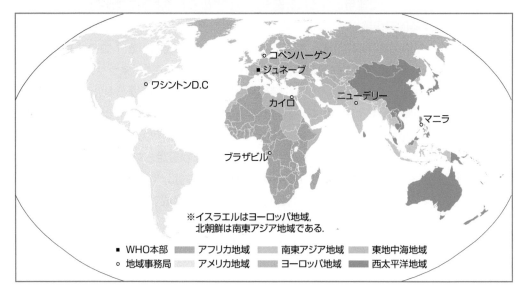

※イスラエルはヨーロッパ地域，
北朝鮮は南東アジア地域である.

- ■ WHO本部　■ アフリカ地域　□ 南東アジア地域　□ 東地中海地域
- ○ 地域事務局　□ アメリカ地域　■ ヨーロッパ地域　■ 西太平洋地域

〈図20.3〉WHOの地域割りと地域事務局
資料：WHO

　WHOの積極的活動により，痘そう（天然痘）は地球上から完全になくなった初めての感染症となり，1980年の世界保健総会で痘そう根絶宣言がなされた．この経験を生かし，ポリオ（急性灰白髄炎）を根絶する計画を進め，すでに西太平洋地域はじめ多くの地域において根絶が確認されている．UNICEFとの共同事業として行われている予防接種拡大計画では，ジフテリア，百日咳，破傷風，麻しん，ポリオ，結核，B型肝炎などの予防接種を世界各地で強力に推進している．また1996年には，各国のエイズ対策の技術支援や教育，政策立案等のために，WHOをはじめ複数の専門機関の共同出資により，国連合同エイズ計画（UNAIDS）が設立された（後述）．近年の新型コロナウイルス感染症（COVID-19）をはじめとする新興感染症についても，情報共有，予防，監視，対策に関わる国際的中核としての役割をWHOが担っている．また，2003年の世界保健総会でたばこ規制枠組条約が採択され，たばこの煙からの保護に関するガイドラインの作成や不正取引に関する国際交渉が行われている．そのほか，生活習慣病を含む非感染疾患の対策や食品保健対策（遺伝子組換え食品の安全性の検討）など新興国や先進諸国における課題にも力を入れて取り組んでいる．

　WHOでは，各国政府の了解のもとに，研究課題ごとに研究協力センターを指定し，最新の医学知識を得るとともに，WHOに対する技術面での協力を依頼している．わが国では，1996年にWHO健康開発総合センター（通称：WHO神戸センター）が設立され，「持続可能なユニバーサル・ヘルス・カバレッジ（UHC）」を新たなテーマに，研究と情報の発信を

行っている.

　なおわが国は，WHO に対する分担金や任意拠出金などの財政的貢献はかなり大きなものとなっているが，WHO 日本人職員数，専門家の派遣数などはまだまだ不十分であり，人材面での協力体制の強化が待たれている.

b）国連児童基金（ユニセフ，UNICEF：United Nations Children's Fund）

　開発途上国の児童の救済を目的として 1946 年に設立された国際機関で，本部はニューヨークにある．子どもたちの生存と健やかな発達を守るため，自然災害や内戦で被害を受けている児童への長期的な支援活動を行っている．保健（予防接種，急性の呼吸器感染症，下痢による脱水症など），栄養（母乳哺育，栄養知識の普及），水と衛生，教育などの支援事業をその国の政府や NGO，コミュニティと協力しながら実施している．近年では，母子感染やエイズ孤児を救済するための HIV 対策，子どもの商業的性的搾取を根絶するための活動にも積極的に取り組んでいる.

c）世界銀行（World Bank）

　1944 年設立の国際復興開発銀行と 1960 年設立の国際開発協会の 2 機関より構成されており，第二次世界大戦後の復興を目的に，各国政府から債務保証を受けた機関に対し融資を行ってきた．現在では，貧困の削減と持続的成長の実現に向けて，主に開発途上国に対し融資，技術協力，政策助言を行っている.

d）国連合同エイズ計画（UNAIDS）

　1996 年より発足し，現在 WHO，UNICEF，世界銀行をはじめ 11 の国連機関が一体となって共同予算による業務計画を確立し，エイズ対策に関する政策立案や研究・人材育成などの技術支援が進められている．また，各国のエイズ対策政府機関との調整を行い，その地域に適したエイズ対策立案のための知識や技術を提供している.

e）国際労働機関（ILO：International Labour Organization）

　1919 年にベルサイユ条約によって国際連盟と共に誕生し，世界の労働者のために，労働条件の改善や労働災害の防止に関する活動を行っている．総会では，各加盟国から政府側，労働者側，使用者側の代表者が独立して発言し，投票する権利をもっている（三者構成主義）．主に国際労働基準に関する条約や勧告の適用を進め，男女の雇用均等，移民労働者の権利，強制労働と児童労働の撲滅にも力を入れており，技術協力および情報サービスの提供を行っている.

f）国連食糧農業機関（FAO：Food and Agriculture Organization）

　世界の人々が健全で活発な営みを送るために十分な量・質の食を確保し，食料安全保障を達成することを目的として 1945 年に設立された．食料・農産物の生産や分配の効率化，食料・栄養に関する情報収集や技術の供与を行い，必要に応じて救援物資を提供する．WHO と共同で人畜共通感染症の防疫事業も行っている.

C　わが国の行っている国際保健協力

a) 政府開発援助（ODA：Official Development Assistance）

　　わが国の政府ベースの無償資金協力と技術協力は，主に外務省所管の独立行政法人である国際協力機構（JICA：Japan International Cooperation Agency）が中心となって行っている．主な事業内容は，専門家の派遣，機材・施設の供与，研修員の受け入れなどであり，二国間協力によって開発途上国の保健医療の向上を図っている．病院・研究所等の建設に無償で資金協力をしたり，途上国に対して低金利で開発資金の貸付を行ったりするほか，青年海外協力隊やシニア海外ボランティア等の養成と派遣，あるいは世界各地で突発的に発生する災害に対し，国際緊急援助活動を行っている．これらの事業は，事業計画の立案から実施，評価までを一貫して計画的に行うプロジェクト方式により進められている．

　　地震・津波等の大自然災害の発生に際しては，被災各国に国際緊急援助隊（JDR）を派遣し，地域住民に迅速な医療救護と支援が行われている．被災国の要請により，JICA事務局の調整と各関係省庁の協力の下に，外務省が主管して救助チーム，医療チーム，専門家チーム，自衛隊部隊などを援助の目的・役割に応じて派遣している．1987年に施行された「国際緊急援助隊の派遣に関する法律」により制度化され，自然災害のみならず人為的災害（石油・ガスタンクの爆発，火事等）も対象として援助隊派遣が行われているが，紛争起因災害は対象とされていない．

b) 民間で行っている国際医療保健協力

　　日本の民間ベースによる国際医療保健協力は，政府による技術協力の活動などとほぼ同じ時期の1965年頃から始められた．ODAに対し，非政府間の援助組織のことをNGO（Non-Governmental Organization）と呼ぶ．NGOは「非営利」であることが多く，その場合には非営利団体NPO（Non-Profit Organization）と呼ばれる．医療系NGOには，世界的な援助組織である赤十字・赤新月社，国境なき医師団（MSF），Save the Childrenなどのほか，わが国でもアジア医師連絡協議会（AMDA），日本キリスト教海外医療協力会（JOCS），国際看護交流協会（INFJ）など，数多くの団体が設立されている．

　　これら民間レベルでの国際保健医療協力は，WHOに政治的な理由で加盟できない国や戦争や経済制裁のため援助を行えない国においても，政治を離れて人道的立場から活動が行われている．NGO団体の規模，設立の経緯や目的こそさまざまであるが，公衆衛生をはじめ，家族計画，看護管理，結核等の疾病対策，寄生虫予防など多岐にわたって，地域住民のニーズに即した活動を行っている．また二国間協力のほかに，国際機関への融資参加・活動協力，国際会議やセミナーの開催，調査・研究等を主に進めている団体もある．政府間の国際協力と比べると大幅な資金量の違いがあり，比較的短期間のプロジェクトのため持続性が問題とされるものの，NGOではそれぞれの開発途上国の実状にあわせて草の根レベルの活動を展開しており，国際協力の発展にあたって，ODAと相互に補完しあう重要な役割を果たしている．

参　考　書

各章に共通

厚生労働統計協会編：図説 国民衛生の動向，厚生労働統計協会.

厚生労働統計協会編：厚生の指標　増刊　国民衛生の動向，厚生労働統計協会.

（これらは毎年刊行されるので，最新版を参照すること）

1 章

坪野吉孝：「がん」は予防できる，講談社＋α新書，2004.

カワチ・イチロー：命の格差は止められるか―ハーバード日本人教授の，世界が注目する授業，小学館，2013.

川上憲人，橋本英樹，近藤尚己：社会と健康―健康格差解消に向けた統合科学的アプローチ，東京大学出版会，2015.

3 章

M. Porta：A Dictionary of Epidemiology，Sixth edition，Oxford University Press，2014.

4 章

萩野和子，竹内茂彌，柘植秀樹編：環境と化学―グリーンケミストリー入門（第 2 版），東京化学同人，2009.

金原　粲監修：環境科学，実教出版，2006.

国立天文台編：理科年表 2022，丸善出版，2021.

5 章

日本薬学会編：環境・健康科学辞典，丸善，2005.

6 章

厚生労働省ホームページ　http://www.mhlw.go.jp/

農林水産省ホームページ　http://www.maff.go.jp/

消費者庁ホームページ　http://www.caa.go.jp/

食品安全委員会ホームページ　http://www.fsc.go.jp/

7 章

Dawood, F. S. et al.：Estimated global mortality associated with the first 12 months of 2009 pandemic influenza A H1N1 virus circulation: A modelling study. Lancet, Vol.12, 2012.

青木正和：結核の感染―結核は減ったけど…，複十字，No.310，2006.

結核予防会結核研究所ホームページ　http://www.jata-ekigaku.jp/

国立感染症研究所ホームページ　http://www.niid.go.jp/niid/ja/

8 章

川上憲人，橋本英樹，近藤尚己：社会と健康―健康格差解消に向けた統合科学的アプローチ，東京大学出版会，2015.

近藤克則：「健康格差社会」を生き抜く，朝日新聞出版，2010.

中山和弘ほか：健康を決める力 ヘルスリテラシー　http://www.healthliteracy.jp/

10章

荒堀憲二, 松浦賢長編：性教育学, 朝倉書店, 2012.

11章

松浦賢長, 笠井直美, 渡辺多恵子編：学校看護学, 講談社, 2017.

12章

高田　勗：ＩＬＯ／ＷＨＯの「労働衛生 (Occupational Health)」の新しい定義の解説, 産業医学ジャーナル, Vol.22, No.2, 1999.
厚生労働省：こころの耳　https://kokoro.mhlw.go.jp/

13章

高橋三郎, 大野　裕（監訳）：DSM-5 精神疾患の分類と診断の手引, 医学書院, 2014.
国立精神・神経医療研究センター精神保健研究所ストレス・災害時こころの情報支援センター：災害時の地域精神保健医療活動ロードマップ, 2011.

14章

厚生労働省編：平成 26 年度版厚生労働白書 健康長寿社会の実現に向けて―健康・予防元年, 2014.
辻　一郎・小山　洋編：シンプル衛生公衆衛生学, 南江堂, 2021.
平野佳代子・山田和子・曽根智文・守田孝恵編：ナーシング・グラフィカ健康支援と社会保障 公衆衛生, 株式会社メディカ出版, 2021.
厚生労働省：特定健康診査・特定保健指導の円滑な実施に向けた手引き（第 3.2 版）, 2021.

15章

厚生労働省：厚生労働統計一覧　http://www.mhlw.go.jp/toukei/itiran/
　国民生活基礎調査, 患者調査, 介護保険事業状況報告調査, 介護サービス施設・事業所調査.
総務省統計局：国勢調査　http://www.stat.go.jp/data/index.htm

16章

白濱龍興：災害を知り、備え、連携して減災を考えよう, 内外出版, 2018.
國井　修編：災害時の公衆衛生―私たちにできること, 南山堂, 2012.

17章

WHO：WHO expert committee on community health nursing. 1974.
厚生労働省「地域保健に関連する様々な施策」
厚生労働省「地域保健対策の推進に関する基本的な指針」
厚生労働省「地域における保健師の保健師活動に関する指針」
厚生労働省「地域における健康危機管理について」
厚生労働省「不妊治療に関する支援について」

18章

上田　敏：ICF の理解と活用, きょうされん, 2005.
小木曽宏編著：Q&A 子ども虐待問題を知るための基礎知識, 明石書店, 2003.
社会福祉の動向編集委員会編：社会福祉の動向, 中央法規, 2021.
広井良典：ケア学―越境するケアへ, 医学書院, 2000.

19章

津川友介：世界一わかりやすい「医療政策」の教科書, 医学書院, 2020.
池上直己：医療と介護 3 つのベクトル（日経文庫）, 日本経済新聞社, 2021.

索　引

コンパクト公衆衛生学〔第7版〕　定価はカバーに表示

1994 年 9 月 25 日	初　版第 1 刷	
2018 年 3 月 15 日	第 6 版第 1 刷	
2022 年 4 月 20 日	第 5 刷	
2022 年 11 月 1 日	第 7 版第 1 刷	

編　者　松　浦　賢　長

小　林　廉　毅

苅　田　香　苗

発行者　朝　倉　誠　造

発行所　株式会社　朝　倉　書　店

東京都新宿区新小川町 6-29
郵便番号　　　162 − 8707
電　話　03 (3260) 0141
ＦＡＸ　03 (3260) 0180
https://www.asakura.co.jp

〈検印省略〉

© 2022　〈無断複写・転載を禁ず〉　　印刷・製本　ウイルコーポレーション

ISBN 978-4-254-64050-2　C 3077　　　　Printed in Japan

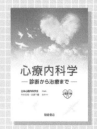

心療内科学 —診断から治療まで—

日本心療内科学会 (総編集) ／中井 吉英・久保 千春 (編集代表)

B5 判／ 500 ページ　ISBN：978-4-254-32265-1 C3047　定価 14,300 円（本体 13,000 円＋税）

・心療内科専門医の取得に必須のテキスト
・心療内科学の立場と視点，および臨床に主眼を置いた最新の内容
・全人的なアプローチを目指すすべての医師・コメディカルに
※一部でご案内しておりました付録 DVD はなくなりました．

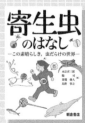

寄生虫のはなし —この素晴らしき，虫だらけの世界—

永宗 喜三郎・脇 司・常盤 俊大・島野 智之 (編)

A5 判／ 168 ページ　ISBN：978-4-254-17174-7 C3045　定価 3,300 円（本体 3,000 円＋税）

さまざまな環境で人や動物に寄生する「寄生虫」をやさしく解説。内容寄生虫とは何か／アニサキス・サナダムシ・トキソプラズマ・アメーバ・エキノコックス・ダニ・ノミ・シラミ・ハリガネムシ・フィラリア・マラリア原虫等／採集指南

看護職員の惨事ストレスとケア —災害・暴力から心を守る—

松井 豊 (編著)

A5 判／ 132 ページ　ISBN：978-4-254-33011-3 C3047　定価 2,750 円（本体 2,500 円＋税）

看護職員が日常業務や自然災害で被る惨事ストレスとそのケアのあるべき姿を解説。〔内容〕惨事ストレスとは／日常業務で看護職員が被る惨事ストレス／被災した看護職員・看護管理職員の惨事ストレス／被災した看護職員のストレスケア／他

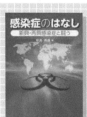

感染症のはなし —新興・再興感染症と闘う—

中島 秀喜 (著)

A5 判／ 200 ページ　ISBN：978-4-254-30110-6 C3047　定価 3,080 円（本体 2,800 円＋税）

エボラ出血熱やマールブルク熱などの新興・再興感染症から，エイズ，新型インフルエンザ，プリオン病，バイオテロまで，その原因ウイルスの発見の歴史から，症状・治療・予防まで，社会との関わりを密接に交えながら解説する。

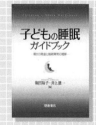

子どもの睡眠ガイドブック —眠りの発達と睡眠障害の理解—

駒田 陽子・井上 雄一 (編)

B5 判／ 184 ページ　ISBN：978-4-254-30119-9 C3047　定価 5,170 円（本体 4,700 円＋税）

子どもの健康や学力・体力の向上に睡眠は重要である。子どもの睡眠の基礎知識，睡眠障害の病態生理・治療について幅広く概説。〔内容〕眠りは命の源／生体リズムと心身の健康／日本の子どもの眠りと睡眠教育／臨床編 (子どもの眠りの病気)

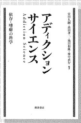

アディクションサイエンス —依存・嗜癖の科学—

宮田 久嗣・高田 孝二・池田 和隆・廣中 直行 (編著)

B5 判／ 308 ページ　ISBN：978-4-254-52025-5 C3011　定価 8,140 円（本体 7,400 円＋税）

アルコール健康障害対策基本法の制定やIR推進法案の可決等により，社会的関心が高まっている依存症・嗜癖（アディクション）について，基礎研究の最前線の姿を伝えるとともに臨床実践のあるべき姿を探る。〔内容〕1. 薬物依存研究の基礎（薬物自己投与，薬物弁別等）／2. 基礎研究の展開（神経機構，脳機能解析等）／3. 依存・嗜癖問題の諸相（アルコール，ギャンブル，インターネット等）／4. 治療と回復の取り組み：臨床医の立場から（薬物療法，認知行動療法等）。